Condutas em Anestesia

Urologia

Série Condutas em Anestesia

Coordenadores: Professora Dra. Maria José Carvalho Carmona
Professor Dr. José Otávio Costa Auler Junior

- Condutas em Anestesia: Obstetrícia
- Condutas em Anestesia: Trauma
- Condutas em Anestesia: Avaliação Pré-operatória
- Condutas em Anestesia: Reações Alérgicas e Hipertermia Maligna
- Condutas em Anestesia: Procedimentos Diagnósticos e Terapêuticos
- Condutas em Anestesia: Ecocardiografia Transesofágica Intraoperatória

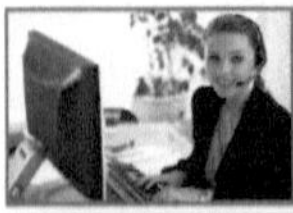

Condutas em Anestesia
Urologia

COORDENADORES

MARIA JOSÉ CARVALHO CARMONA

Professora Associada da Disciplina de Anestesiologia da Faculdade de Medicina da Universidade de São Paulo (FMUSP). Diretora da Divisão de Anestesia do Instituto Central do Hospital das Clínicas da Faculdade de Medicina da Universidade de São Paulo (HCFMUSP). Editora-Chefe do *Brazilian Journal of Anesthesiology* (BJAN).

JOSE OTAVIO COSTA AULER JUNIOR

Professor Titular da Disciplina de Anestesiologia da Faculdade de Medicina da Universidade de São Paulo (FMUSP).

EDITORAS

I. SILVIA CORRÊA SOARES

Anestesiologista da Urologia do Hospital das Clínicas da Faculdade de Medicina da Universidade de São Paulo (HCFMUSP). Coordenadora do Laboratório de Habilidades da Anestesia do HCFMUSP. Doutora pela Faculdade de Medicina da Universidade de São Paulo (FMUSP). Membro do Grupo de Via Aérea Difícil da Disciplina de Anestesiologia da FMUSP.

ROBERTA FIGUEIREDO VIEIRA

Doutora em Ciências pela Faculdade de Medicina da Universidade de São Paulo (FMUSP). Anestesista do Grupo de Transplante Hepático do Hospital das Clínicas da Faculdade de Medicina da Universidade de São Paulo (HCFMUSP).

MEDICINA USP

Atheneu

Rio de Janeiro • São Paulo

2023

EDITORA ATHENEU

São Paulo — Rua Maria Paula, 123 — 18º andar
Tel.: (11) 2858-8750
E-mail: atheneu@atheneu.com.br

Rio de Janeiro — Rua Bambina, 74
Tel.: (21) 3094-1295
E-mail: atheneu@atheneu.com.br

CAPA: Equipe Atheneu
PRODUÇÃO EDITORIAL: RDL Produção Editorial

CIP-BRASIL. CATALOGAÇÃO NA PUBLICAÇÃO
SINDICATO NACIONAL DOS EDITORES DE LIVROS, RJ

U75

Urologia / coordenadores Maria José Carvalho Carmona, Jose Otavio Costa Auler Junior ; editores I. Silva Corrêa Soares, Roberta Figueiredo Vieira. - 1. ed. - Rio de Janeiro : Atheneu, 2023.
: il. ; 18 cm. (Condutas em anestesia)

Inclui bibliografia e índice
ISBN 978-65-5586-677-3

1. Urologia. I. Carmona, Maria José Carvalho. II. Auler Junior, Jose Otavio Costa. III. Soares, I. Silva Corrêa. IV. Vieira, Roberta Figueiredo. V. Série.

23-82459 CDD: 616.6
CDU: 616.6

Meri Gleice Rodrigues de Souza - Bibliotecária - CRB-7/6439

09/02/2023 14/02/2023

Carmona, M.J.C.; Auler Junior, J.O.C. (coords.)
Soares, I.S.C., Vieira, R.F. (eds.)
Condutas em Anestesia: Urologia (Série Condutas em Anestesia)

COLABORADORES

CLAUDIA MARQUEZ SIMÕES

Supervisora do Serviço de Anestesiologia Instituto do Câncer do Estado de São Paulo (ICESP) do Hospital das Clínicas da Faculdade de Medicina da Universidade de São Paulo (HCFMUSP). Diretora de Educação Médica do Serviços Médicos de Anestesia (SMA). Coordenadora da Comissão de Residência Médica (COREME) do Hospital Sírio-Libanês. Diretora de Relações Internacionais da Sociedade de Anestesiologia do Estado de São Paulo (SAESP), Gestão 2022-2024.

DOMINGOS DIAS CICARELLI

Médico Preceptor da Disciplina de Anestesiologia da Faculdade de Medicina da Universidade de São Paulo (USP). Título Superior em Anestesiologia pela Sociedade Brasileira de Anestediologia (TSA/SBA). Especialista em Terapia Intensiva (AMIB). Doutor em Ciências da Saúde pela Faculdade de Medicina da Universidade de São Paulo (FMUSP).

FERNANDO NANI

Supervisor em Anestesia Obstétrica no Hospital das Clínicas da Faculdade de Medicina da Universidade de São Paulo (HCFMUSP).

GABRIEL BACAGINI GUEDES

Anestesiologista pelo Hospital das Clínicas da Faculdade de Medicina da Universidade de São Paulo (HCFMUSP). Médico pela Universidade de Brasília (UnB). Especializando em Medicina da Dor pelo HCFMUSP.

GABRIEL VALENTE

Anestesiologista pela Faculdade de Medicina da Universidade de São Paulo (FMUSP). Doutorando pelo Programa de Pós-Graduação em Anestesiologia, Ciências Cirúrgicas e Medicina Perioperatória (ACCEPT) da FMUSP.

JOÃO PLÍNIO SOUZA ROCHA

Título Superior em Anestesiologia pela Sociedade Brasileira de Anestesiologia (TSA/SBA). Médico Assistente da Divisão de Anestesiologia do Hospital das Clínicas da Faculdade de Medicina da Universidade de São Paulo (HCFMUSP). Residência Médica pelo HCFMUSP.

JORGE LUIZ SARAIVA XIMENES

Anestesiologista pelo Hospital das Clínicas da Faculdade de Medicina da Universidade de São Paulo (HCFMUSP). Título Superior em Anestesiologia pela Sociedade Brasileira de Anestesiologia (TSA/SBA). Doutorando em Ciências em Gastroenterologia pela Faculdade de Medicina da Universidade de São Paulo (FMUSP).

JOSÉ REINALDO FRANCO AZEVEDO

Médico Assistente da Divisão de Anestesia do Instituto Central e do Serviço de Anestesia do Instituto de Radiologia do Hospital das Clínicas da Faculdade de Medicina da Universidade de São Paulo (HCFMUSP).

MATHEUS FACHINI VANE

Médico Assistente do Grupo de Transplante Hepático do Hospital das Clínicas da Faculdade de Medicina da Universidade de São Paulo (HCFMUSP). Professor e Coordenador do Laboratório de Habilidades da Faculdade de Ciências Médicas de São José dos Campos – HUMANITAS. Doutor em Ciências pela Universidade de São Paulo (USP). Título Superior em Anestesiologia pela Sociedade Brasileira de Anestesiologia (TSA/SBA).

PATRICK RAOUL ERASMO DIAS LAPORTE

Residência Médica em Anestesiologia – CET Santa Casa de Misericórdia de São Paulo. Título de Especialista em Anestesiologista pela Associação Médica Brasileira/Sociedade Brasileira de Anestesiologia (AMB/SBA). Título Superior em Anestesiologia pela Sociedade Brasileira de Anestesiologia (TSA/SBA). Médico-Anestesiologista do Instituto do Câncer do Estado de São Paulo (ICESP). Instrutor do Centro de Treinamento de Vias Aéreas (CTVA).

RAFAEL PRIANTE KAYANO

Médico Assistente do Serviço de Urgência e Emergência do Hospital das Clínicas da Faculdade de Medicina da Universidade de São Paulo (HCFMUSP).

RAIZA LUNA PEIXOTO

Anestesiologista pelo Hospital das Clínicas da Faculdade de Medicina da Universidade de São Paulo (HCFMUSP). Médica Assistente de Anestesiologia do Instituto do Câncer do Estado de São Paulo ICESP/HCFMUSP.

RENATO FERRER SANTIAGO

Anestesiologista pelo Hospital das Clínicas da Faculdade de Medicina da Universidade de São Paulo (HCFMUSP). Título Superior em Anestesiologia pela Sociedade Brasileira de Anestesiologia (TSA/SBA). Médico Orientador da Residência Médica em Anestesiologia do HCFMUSP.

RICARDO ANTONIO GUIMARAES BARBOSA

Doutor em Ciências pela Faculdade de Medicina da Universidade de São Paulo (FMUSP). Médico Supervisor do Serviço de Anestesia do Instituto de Radiologia do Hospital das Clínicas da Faculdade de Medicina da Universidade de São Paulo (HCFMUSP).

RICARDO SOUZA NANI

Título Superior em Anestesiologia pela Sociedade Brasileira de Anestesiologia (TSA/SBA) e Sócio da Lotus Serviços Médicos.

RITA DE CASSIA CALIL CAMPOS ROSSINI

Médica Assistente da Divisão de Anestesia do Hospital das Clínicas da Faculdade de Medicina da Universidade de São Paulo (HCFMUSP). Título Superior em Anestesiologia pela Sociedade Brasileira de Anestesiologia (TSA/SBA).

SILVIA MINHYE KIM

Anestesiologista do Instituto do Câncer do Estado de São Paulo (ICESP). Anestesiologista do Grupo Fleury. Doutora em Ciências pela Faculdade de Medicina da Universidade de São Paulo (FMUSP).

DEDICATÓRIA

Esta obra é dedicada a Lucas Corrêa Soares, Fernando Vitalle Soares e Isabela Vitalle Soares e a todos os pacientes que atendemos nesses 35 anos de dedicação exclusiva à Anestesia da Clínica Urológica do Hospital das Clínicas da Faculdade de Medicina da Universidade de São Paulo (HCFMUSP).

As Editoras

AGRADECIMENTOS

Agradecemos aos autores,
Professor Doutor Jose Otavio Costa Auler Junior e
Professora Doutora Maria José Carvalho Carmona,
pela confiança e oportunidade de coordenar este volume.

PREFÁCIO

Prefaciar qualquer obra literária é sempre uma alegria e um privilégio. Tratando-se de uma obra com excelente conteúdo científico, essa alegria torna-se ainda maior, considerando-se o escopo deste Manual, a qualidade dos capítulos, a qualificação dos autores e o êxito desta Série, fico ainda mais feliz. A *Série Condutas em Anestesia*, da Editora Atheneu, tem sido um sucesso entre anestesiologistas e outros profissionais da saúde. Ressalta-se aqui a extraordinária visão da Professora Maria José Carvalho Carmona, em sua idealização e contínua supervisão final dos volumes e acompanhamento de prazos. As editoras do volume, Doutoras I. Silvia Corrêa Soares e Roberta Figueiredo Vieira, anestesiologistas, com grande experiência em Urologia, conduziram com maestria a seleção, revisão e o acompanhamento de todo o processo de edição deste Manual. Os 17 capítulos foram escritos por anestesiologistas com vasta experiência nesse campo do saber, todos pertencentes ao Hospital das Clínicas da Faculdade de Medicina da Universidade de São Paulo. Ganha a Disciplina de Anestesiologia da USP com este novo lançamento, mas ganha muito mais a Anestesiologia brasileira, de fato. A Anestesia para a Urologia pode ficar muito melhor e mais segura após a leitura deste compêndio.

Uma honraria prefaciar esta obra!!!

Professor Doutor Jose Otavio Costa Auler Junior
Professor Titular do Departamento de Anestesiologia da
Faculdade de Medicina da Universidade de São Paulo (FMUSP)

APRESENTAÇÃO 1

É sempre um prazer apresentar um novo livro, dentro da nossa exitosa *Série Condutas em Anestesia*, organizado pela Disciplina de Anestesiologia da Faculdade de Medicina da Universidade de São Paulo (FMUSP) e pela Divisão de Anestesia do Hospital das Clínicas (HC).

Esta Série se deve à iniciativa inovadora da Professora Maria José Carvalho Carmona, Professora Associada da Disciplina de Anestesiologia da FMUSP, e vem se sucedendo com vários temas de grande relevância, ao longo desses últimos anos, todos com grande sucesso.

Um total de seis livros compactos que compõem esta coletânea foram lançados sequencialmente pela Editora Atheneu, com grande aceitação pelos anestesiologistas e especialistas de áreas correlatas, dado o seu conteúdo excepcional. Esta *Série Condutas em Anestesia* tem como editoras do volume as Doutoras I. Silvia Corrêa Soares e Roberta Figueiredo Vieira, exímias anestesiologistas em Urologia e especialistas nessa área que atuam no Hospital das Clínicas da Faculdade de Medicina da Universidade de São Paulo (HCFMUSP). Portanto, o livro com condutas práticas e fundamentação teórica em Urologia preenche uma lacuna importante dentro da Anestesiologia brasileira, com detalhes e técnicas apresentados por especialistas de extrema utilidade na prática diária.

Boa leitura e sucesso sempre!!!

Professor Doutor Jose Otavio Costa Auler Junior
Professor Titular do Departamento de Anestesiologia da
Faculdade de Medicina da Universidade de São Paulo (FMUSP)

APRESENTAÇÃO 2

Este volume – *Anestesia* – da *Série Condutas em Anestesia* foi elaborado com o intuito de auxiliar a escolha da melhor técnica anestésica aos colegas anestesiologistas e àqueles em formação.

O número de procedimentos e técnicas cirúrgicas em Urologia tem aumentado significativamente nos últimos anos, e para isso foi necessário agregarmos condutas anestésicas novas para atender melhor nossos pacientes.

Assim, procuramos incluir neste volume todas as técnicas anestésicas que utilizamos em nossa instituição, o Hospital das Clínicas da Faculdade de Medicina da Universidade de São Paulo (HCFMUSP).

Para escrever os capítulos foram convidados profissionais que atuam nas devidas áreas, e alguns deles são responsáveis pelos protocolos institucionais de atendimentos aos pacientes da Clínica Urológica.

Os textos aqui descritos foram elaborados pela literatura e experiência profissional de cada autor dentro da instituição.

Esperamos que seja útil para a maioria dos colegas frente a situações desconhecidas ou duvidosas.

Agradecemos a todos: autores, coautores, colaboradores e aos pacientes que nos auxiliaram a tornar este livro uma realidade e, em especial, a você, leitor, sem o qual não haveria razão para a presente obra.

Obrigada!

As Editoras

SUMÁRIO

CAPÍTULO 1

Avaliação Pré-Anestésica

Rita de Cassia Calil Campos Rossini

De acordo com a Resolução nº 1802, do Conselho Federal de Medicina (CFM), cabem ao médico anestesiologista as seguintes orientações:

A) Para procedimentos eletivos, recomenda-se que a avaliação pré-anestésica seja realizada em consulta médica antes da admissão na unidade hospitalar.
B) Na avaliação pré-anestésica, com base na condição clínica do paciente e no procedimento proposto, o anestesiologista solicitará ou não exames complementares e/ou avaliação por outros especialistas.
C) O anestesiologista que realizar a avaliação pré-anestésica poderá não ser o mesmo que administrará a anestesia.

Isso engloba também o período transoperatório, que compreende o pré, o intra e o pós-operatório.

O número de pacientes idosos em uso de polifármacos que são submetidos a procedimentos cirúrgicos aumentou muito nas últimas décadas. Por definição, o paciente idoso é aquele com mais de 65 anos em países desenvolvidos e mais de 60 anos nos países em desenvolvimento.

Pacientes pediátricos submetidos à cirurgia devem ser avaliados criteriosamente, uma vez que outras doenças podem estar associadas.

Como sugerido pelo CFM, a avaliação pré-anestésica deve ser realizada em consulta ambulatorial, mas não substitui a visita pré-anestésica.

O objetivo dessa consulta é:

- Realizar anamnese e exame físico.
- Avaliar exames complementares.
- Estimar risco perioperatório.
- Sugerir a técnica anestésica.
- Prescrição e condutas pré-operatórias.
- Aplicar o termo de consentimento informado, Resolução SS-SP Nº 2, de 6 de janeiro 2006, da Secretaria de Saúde do Estado de São Paulo.

No Hospital das Clínicas da FMUSP, essa consulta tem validade por três meses, devendo ser o paciente avaliado novamente caso não tenha sido submetido à cirurgia nesse prazo.

O escore para estimativa do risco perioperatório para o anestesiologista é feito pela classificação da American Society of Anesthesiology (ASA), que correlaciona incidentes perioperatórios e mortalidade pós-operatória, ilustrada no Quadro 1.1.

Quadro 1.1 Classificação ASA (P = *physical status*)

ESTADO FÍSICO	DESCRIÇÃO	MORTALIDADE PERIOPERATÓRIA
ASA 1 (P1)	Paciente sadio sem alterações orgânicas	0,06% a 0,08%
ASA 2 (P2)	Paciente com alteração sistêmica leve ou moderada causada pela doença cirúrgica ou doença sistêmica	0,27% a 0,40%
ASA 3 (P3)	Paciente com alteração sistêmica grave de qualquer causa com limitação funcional	1,8% a 4,3%
ASA 4 (P4)	Paciente com alteração sistêmica grave que representa risco de vida	7,8% a 23%
ASA 5 (P5)	Paciente moribundo que não é esperado sobreviver sem cirurgia	9,4% a 51%
ASA 6 (P6)	Paciente doador de órgãos	

AVALIAÇÃO DO RISCO

Risco cardiovascular

Vários algoritmos podem ser utilizados para se avaliar o risco cirúrgico (Goldman, New York Heart Association, American Heart Association, American College of Phisicyans, entre outros).

No HCFMUSP, utiliza-se o algoritmo de Lee, relacionado com o equivalente metabólico (MET) e com o risco cardiovascular da cirurgia (Figura 1.1).

Risco cirúrgico

Alto (risco > 5 %) em cirurgias:
- Emergenciais
- Aorta
- Vasculares de grande porte
- Vascular periférica
- Com grandes perdas de sangue ou fluido

Intermediário (risco 1% a 5%)
- Endarterectomia carotídea
- Cabeça e pescoço
- Intraperitoneais
- Torácicas
- Ortopédicas
- Próstata

Baixo (risco < 1%)
- Endoscopia
- Cirurgias superficiais
- Catarata
- Mama

Risco clínico

História:
- Cardiopatia (IC° / ICC)
- Doença cerebrovascular
- Diabetes *mellitus*
- Insuficiência renal

IC: insuficiência cardiaca
ICC: insuficiencia cardiaca congestiva

Figura 1.1.

Quadro 1.2 Equivalente metabólico × Tipo de atividade (Índice de Duke)

TAXA DE EQUIVALÊNCIA METABÓLICA (MET)	TIPO DE ATIVIDADE
Excelente (> 7 MET)	Prática de futebol, natação, tênis
Moderado (4-7 MET)	Corridas de curta distância Caminhadas com velocidade de 6,4 km/h
Ruim (< 4 MET)	Pouca atividade Caminhadas curtas (2 quarteirões) Velocidade máxima de 4,8 km/h
Desconhecido	

MET = consumo de O_2 de 3,5 mL/kg em repouso em homem de 40 anos pesando 70 kg.

Dados Clínicos × Estado Funcional

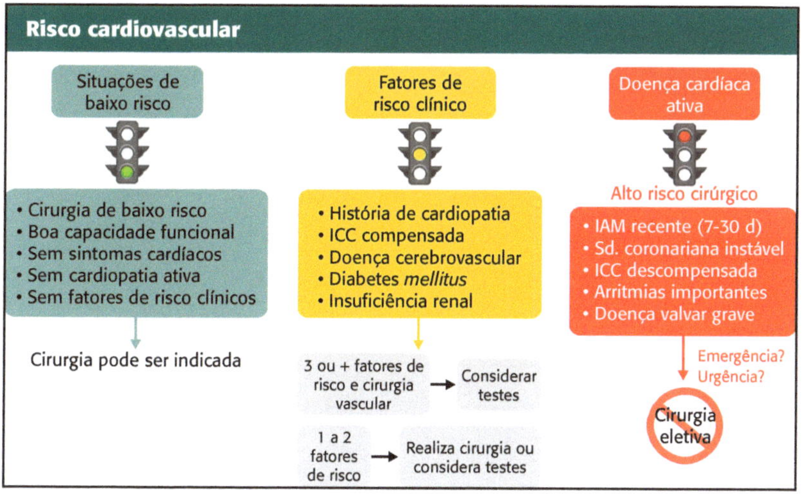

Figura 1.2

Risco respiratório

A classificação de risco pulmonar que adotamos no HCFMUSP é a seguinte:

Quadro 1.3 Risco pulmonar para pacientes em cirurgias não cardíacas e não ressecção pulmonar

1. Procedimento
2. Idade
3. Grau funcional
4. Disfunções orgânicas
5. Hábitos

Quadro 1.4

PROCEDIMENTOS	
FATORES DE RISCO	PONTOS
Operação aneurisma da aorta abdominal	15
Operação torácica	14
Operação abdominal alta	10
Operação de cabeça e pescoço	8
Neurocirurgia	8
Operação vascular arterial	3
Anestesia geral	4
Operação de emergência	3
Transfusão de 5 ou + concentração de hemácias	3
IDADE	
≥ 80	17
70 a 79	13
60 a 69	9
50 a 59	4
GRAU FUNCIONAL	
Dependente	10
Parcialmente dependente	6

Continua

Quadro 1.4 *(Cont.)*

DISFUNÇÕES ORGÂNICAS	
↓,10% do peso nos últimos 6 meses	7
Doença pulmonar obstrutiva crônica	5
Acidente vascular cerebral	4
↓,Consciência	4
Ureia < 16 mg/dL	4
Ureia entre 44 e 60 mg/dL	2
Ureia > 60 mg/dL	3
Corticoide crônico	2
HÁBITOS	
Tabagismo	3
Álcool (2 *drinks*/dia)	2

Quadro 1.5 Estratificação do risco pulmonar

TOTAL DE PONTOS	TIPO DE CLASSE	RISCO PULMONAR	COMPLICAÇÕES %
0-15	I	Baixo	0,24
16-25	II	Baixo	1,19
26-40	III	Intermediário	4
41-55	IV	Alto	9,40
> 55	V	Alto	15,80

■ *DPOC*

Pacientes com doença pulmonar obstrutiva crônica (DPOC) devem ter seu quadro otimizado antes do procedimento cirúrgico, sendo necessário tratar infecções presentes, inalações programadas com beta2-agonista e fisioterapia respiratória no pré-operatório.

No caso de tabagismo, o ideal é que se suspenda o hábito de 6 a 8 semanas antes, pois um período menor que esse está relacionado com o aumento da secreção pulmonar, provocando maior risco de complicações.

■ *Asma moderada e grave*

Pacientes portadores de asma devem ser bem preparados e naqueles com quadro moderado a grave, orienta-se manter o tratamento de manutenção, associando-se corticoide via oral, iniciando-se preferencialmente 5 dias antes do procedimento cirúrgico, mantendo-se por 24 h no pós-operatório de cirurgias de médio porte e por 72 h nas cirurgias de grande porte.

Risco de tromboembolismo

Quadro 1.6 Fatores de risco para tromboembolismo venoso

• Cirurgia (> 4 h) • Traumatismo (grandes traumatismos ou de membros inferiores) • Imobilidade, paresia de membros inferiores • Neoplasia • Terapia contra o câncer (hormonal, quimioterapia, inibidor de angiogênese ou radioterapia) • Tromboembolismo venoso prévio • Compressão venosa (tumor, hematoma, anormalidade arterial) • Idade avançada • Gravidez e puerpério • Anticoncepcionais com estrogênio ou terapia de reposição hormonal	• Modulares seletivos de receptores de estrogênio • Agentes estimulantes da eritropoiese • Doença clínica aguda • Insuficiência cardíaca ou respiratória • Doença intestinal inflamatória • Síndrome nefrótica • Doenças mieloproliferativas • Hemoglobinúria paroxística noturna • Obesidade • Tabagismo • Cateterização venosa central • Trombofilia adquirida ou hereditária

■ *Fatores de risco para tromboembolismo*

- Baixo risco (TEP < 0,2 e TVP < 0,4%)
  - Idade < 40 anos sem fatores de risco
  - Cirurgia de pequeno ou médio porte
  - Imobilidade mínima
- Moderado risco (TEP 2% e TVP 4%)
  - Cirurgias de médio e grande porte em paciente > 40-60 anos
  - Cirurgias de médio e grande porte + fator de risco < 40 anos

- Alto risco (TEP 2%-4% e TVP 4%-8%)
  - Cirurgias de médio e grande porte + fator de risco > 40-60 anos
  - Cirurgias de grande porte > 60 anos
- Altíssimo risco (TEP 4%-10% e TVP 40%-80%)
  - Cirurgias de grande porte em paciente > 40 anos com câncer, tromboembolismo venoso prévio ou hipercoagulabilidade
  - Pacientes com múltiplos fatores de risco

Profilaxia perioperatória de tromboembolismo

- Grupos de baixo risco:
  - Deambulação precoce
- Grupos de moderado risco:
  - Deambulação precoce ou compressão pneumática intermitente
  - Heparina não fracionada – 5.000 USC de 12 em 12 h (iniciar 2 h antes da SO e manter deambulação)

OU

  - Heparina de baixo peso molecular (clexane) – 20 mg SC (iniciar 2 h antes da SO e repetir a cada 24 h até deambulação)

OU

  - Dalteparina 2.500 UI 1× ao dia

OU

  - Nadroparina 1.900-3.800 UI 1× ao dia

OU

  - Fondaparinux 2,5 mg SC 1× ao dia
- Grupos de alto e altíssimo risco:
  - Compressão pneumática intermitente
  - Heparina não fracionada – 5.00 U SC de 8 em 8 h (iniciar 2 h antes da SO e manter até a alta hospitalar)

OU

  - Heparina de baixo peso molecular – 40 mg SC (2 h antes da SO e repetir a cada 24 h até a deambulação)

OU

  - Dalteparina 5.000 UI 1× ao dia
  - Nadroparina 2.850 a 5.700 UI 1× ao dia

OU

  - Fondaparinux 2,5 mg SC 1× ao dia

Risco renal

- *Risco para insuficiência renal em pacientes sem doença renal crônica*

  1. Idade > 59 anos.
  2. Índice de massa corpórea > 32.
  3. Operações de alto risco.
  4. Doença vascular periférica.
  5. Doença hepática.
  6. Doença pulmonar obstrutiva.

Quadro 1.7 Estratificação de risco

CLASSE DE RISCO	TAXA DE IRA
I (0 fator de risco)	0,3%
II (1 fator de risco)	0,5%
III (2 fatores de risco)	1,3%
IV (3 ou + fatores de risco)	4,3%

- *Pacientes renais crônicos dialíticos*

  Devem realizar diálise entre 12 e 24 h antes da cirurgia.

Risco de *delirium*

- *Fatores de risco*

Delirium: estado confusional agudo.

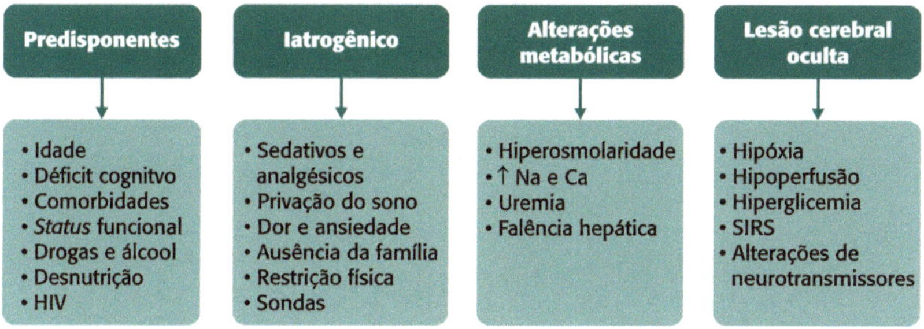

Figura 1.3. SIRS: síndrome da resposta inflamatória sistêmica.

Quadro 1.8 Fatores de risco

$\geq$ 3 fatores de risco: probabilidade de 50%
1. Idade > 70 anos
2. Consumo abusivo de álcool
3. Disfunção cognitiva prévia
4. Doença grave
5. Distúrbio metabólico pré-operatório
6. Cirurgia de aneurisma de aorta (40%)
7. Cirurgia torácica

Tempo de jejum

Tempo de jejum – orientações para redução do risco de aspiração pulmonar

Prematuros	Leite materno 2 h Leite não materno 3 h	
0 a 6 meses	Leite materno 3 h Leite não materno 4 h	**Líquidos claros – 2 h**
6 a 36 meses	Leite materno 6 h Leite não materno 6 h Sólidos 6 h	**Líquidos claros – 2 h**
> 36 meses – adultos	Leite 8 h Sólidos 8 h	**Líquidos claros – 2 h**

Atenção especial para portadores de doenças que podem aumentar o risco de regurgitação de conteúdo gástrico (com broncoaspiração), que devem aguardar maior tempo de jejum.

Figura 1.4

Quadro 1.9 Medicações que devem ser suspensas previamente ao ato anestésico

Hipoglicemia oral de longa duração	24 a 72 h
Clopidogrel	5 dias
Ticlopidina	5 dias
Anticoagulante oral	5 dias
Heparina simples	4 a 6 h
Heparina de baixo peso molecular	12 h
Inibidores do apetite	15 dias

O **ácido acetilsalicílico**, indicado em pacientes que já tiveram algum evento coronariano grave ou vascular cerebral e nos que já foram submetidos à angioplastia, deve ser mantido. Orienta-se sua retirada em: RTU de próstata (ressecção transuretral de próstata), neurocirurgias e cirurgias vitreorretinianas.

Em pacientes anticoagulados que serão submetidos a cirurgias em que está indicado bloqueio do neuroeixo (peridural ou raquianestesia) deverão ser utilizadas as recomendações a seguir.

BLOQUEIO DO NEUROEIXO

Enoxaparina

- Suspender 12 h antes de punção do neuroeixo.
- Retirada do cateter 11 h após a última dose e reintrodução da medicação 2 h após retirada do cateter.
- Em casos de anticoagulação plena, considerar a suspensão 24 h antes.

Agonistas do GLP1 (*glucagon like peptide 1*) utilizados para tratamento do diabetes *mellitus* são considerados uma incretina que retarda o esvaziamento gástrico e estimula a síntese e a secreção de insulina. Ainda não há um consenso relacionado com o tempo de suspensão no pré-operatório, mas na opinião de especialistas recomenda-se sua suspensão.

Liraglutida: Saxenda e Victoza; 7 dias.

Semaglutida: Ozempic; 10 dias.

A **metformina** utilizada no tratamento da diabetes *mellitus* pode causar acidose lática no pós-operatório, apesar de apresentar fracas evidências.

Atualmente, deve ser mantida até a véspera da cirurgia. Se o paciente apresentar lesão renal preexistente, risco elevado de desenvolver insuficiência renal aguda no pós-operatório, ou uso de contraste no intraoperatório, suspender 48 horas antes.

Medicações que devem ser avaliadas criteriosamente antes da suspensão, recomenda-se suspensão 15 dias antes:

1. Inibidores da monoamina oxidase (MAO).
2. Antidepressivos tricíclicos.
3. Fitoterápicos.

Medicações que não devem ser suspensas previamente

1. Betabloqueadores.
2. Bloqueadores do canal de cálcio.
3. Inibidores da enzima convertase.
4. Antagonistas de receptores da angiotensina.
5. Anticonvulsivantes.
6. Antipsicóticos.
7. Antiarrítmicos.

Novos ***guidelines*** serão elaborados com frequência e mudanças nas condutas acima poderão ser necessárias.

BIBLIOGRAFIA

ASA Physical Status Classification System. (Acesso em 2014 out.). Disponível em: htttp://www.asahq.org. out 2014

Eagle KA, Berger PB, Calkins H, Chaitman BR, Ewy GA, Fleischmann KE et al. ACC/AHA guideline update for perioperative cardiovascular evaluation for noncardiac surgery-executive summary: a report of the American College of Cardiology/American Heart Association Task Force on Practice Guidelines (Committee to Update the 1996 Guidelines on Perioperative Cardiovascular Evaluation for Noncardiac Surgery). ACC/AHA Guidelines – JACC 2002;39(3):542-553.

Fleisher LA, Beckman JA, Brown KA, Calkins H, Chaikof E, Fleischmann KE et al. ACC/AHA 2007 Guidelines on Perioperative Cardiovascular Evaluation and Care for Noncardiac Surgery: Executive Summary: A Report of the American College of Cardiology/American Heart Association Task Force on Practice Guidelines (Writing Committee to Revise the 2002 Guidelines on Perioperative Cardiovascular Evaluation for Noncardiac Surgery): Developed in Collaboration With the American Society of Echocardiography, American Society of Nuclear Cardiology, Heart Rhythm Society, Society of Cardiovascular Anesthesiologists, Society for Cardiovascular Angiography and Interventions, Society for Vascular Medicine and Biology, and Society for Vascular Surgery – Circulation 2007;116:1971-96.

Calderaro D, Caramelli B et al. II Diretriz de Avaliação Perioperatória da Sociedade Brasileira de Cardiologia. Arq Bras Cardiol. 2011;96(3 suppl 1).

Machado FS; Martins MA , Caramelli B et al. Perioperatório Procedimentos Clínicos. São Paulo: Sarvier, 2004.

Marcantonio ER, Goldman L, Mangione CM, Ludwig LE, Muraca B, Haslauer CM et al. A clinical prediction rule for delirium after elective noncardiac surgery. JAMA 1994;271:134-139.

CAPÍTULO 2

Anestesia em Uropediatria

I. Silvia Corrêa Soares

A urologia pediátrica ocupa atualmente um lugar de destaque. Para melhor atender pacientes recém-nascidos e crianças com patologias urológicas, é muito importante conhecer sua etiologia, pois muitas delas são anomalias congênitas e o paciente pode ter comprometimento de outros sistemas, por exemplo, o sistema circulatório.

As anomalias externas são diagnosticadas rapidamente após o nascimento, mas as internas são diagnosticadas pelo aparecimento de sinais e sintomas urológicos ou pela associação a características de alguma síndrome.

Nas últimas décadas, os avanços em neonatologia, genética e anestesia pediátrica têm oferecido grande contribuição para os cuidados com recém-nascidos e crianças com anomalias congênitas.

Anomalias do trato urinário superior

- Renais: anomalia de número, posição, vascularização, doença cística etc.
- Sistema coletor: estenose de junção pieloureteral, ectopia ureteral, duplicidade, ureterocele, refluxo vesicoureteral.
- As patologias do trato urinário superior, em geral, não estão associadas a alterações fisiológicas importantes para o anestesiologista, salvo em situações em que existam infecções graves que podem levar à insuficiência renal por obstrução das vias excretoras.

Anomalias do trato urinário inferior

- Válvula de uretra posterior.
- Disfunção miccional neurogênica e não neurogênica.
- Megalouretra.
- Duplicidade ureteral.
- Válvula de uretra anterior.
- Atresia de uretra.

Nesse grupo, as infecções também podem estar presentes e, com frequência, são necessários alguns tempos cirúrgicos para corrigir as anomalias, o uso de cateteres ureterais, cistostomias, às vezes, por um tempo bastante prolongado. Essa exposição ao látex dos cateteres pode desencadear alergia ao látex, bem comum em pacientes com número grande de procedimentos cirúrgicos e de cateterismo.

As alterações renais podem estar associadas à obstrução ureteral. A estenose da junção pieloureteral (JUP) é a patologia mais frequente nas crianças e pode ser diagnosticada intraútero. A segunda obstrução mais comum nas crianças é na junção vesicoureteral e, em ambas as situações, o tratamento é cirúrgico.

Lembrar sempre que 25% dessas crianças apresentam hipertensão arterial.

Anomalias genitais e geniturinárias

- Criptorquidia.
- Hipospadia.
- Epispadia.
- Extrofia de bexiga.
- Extrofia de cloaca.
- Intersexo.
- Varicocele.
- Micropênis.
- Síndrome de Prune-Belly.

Pacientes portadores de extrofia de bexiga, hipospadias e síndrome de Prune-Belly são submetidos a inúmeros procedimentos cirúrgicos, o que também pode torná-los vulneráveis ao aparecimento de alergia ao látex. Nesses pacientes, muitas vezes, não é possível se associar anestesia regional, pois eles apresentam patologias neurológicas associadas. Nessas condições, devem-se programar técnicas alternativas que garantam boa analgesia no pós-operatório.

Para os pacientes com Síndrome de Prune-Belly, devemos lembrar que eles costumam ter comprometimento renal e pulmonar. A hipoplasia pulmonar pode ser complicada com atelectasia, infecções respiratórias recorrentes, esforço respiratório diminuído e tosse como resultado da deficiência muscular abdominal. Nesses pacientes, não se recomenda o uso de medicação pré-anestésica.

Neoplasia

- Renais.
- Vesicais.
- Prostáticas.
- Testiculares.
- Adrenais.

Nesse grupo, os tumores que mais preocupam os anestesiologistas são os que secretam catecolaminas, por exemplo, o feocromocitoma, que se comporta exatamente como no adulto e está bem detalhado no Capítulo 8.

Dos tumores, o mais comum em crianças é o tumor de Wilms, ou nefroblastoma, que pode estar associado a outras patologias urológicas e geralmente é um tumor grande e muito vascularizado, podendo invadir grandes vasos. Nesses tumores, assim como nos feocromocitoma, a monitorização deve ser invasiva tanto para o uso de drogas vasoativas como para reposição de grandes perdas sanguíneas.

MEDICAÇÃO PRÉ-ANESTÉSICA

O uso de fármacos é muito questionado atualmente e não deve ser uma medida única e definitiva. Atualmente, está bem indicado o uso de fármacos e, de preferência, em pacientes acima de 1 ano de idade ou acima de 10 kg.

A medicação pré-anestésica deve ser indicada com o objetivo de reduzir o estresse psicológico da criança e dos pais e, nesse caso, a ausência dos pais pode ser menos traumática e a indicação ou não da droga deve ser do anestesiologista, e a via ser sempre oral para não traumatizar a criança.

Lembrar sempre que, para procedimentos de curta duração, ela retarda o período de recuperação e também que o efeito do pré-anestésico é bem diferente de uma criança para a outra, podendo causar de sedação até excitação.

Existem várias drogas utilizadas para sedar crianças no pré-operatório, e as mais utilizadas são:

- Midazolam na dosagem de 0,3 mg/kg VO.
- Clonidina 2 a 4 µg/kg VO.

TÉCNICA ANESTÉSICA

Cuidados com os pacientes durante a anestesia

1. Monitorização de acordo com a gravidade.
2. Manutenção da via aérea permeável.
3. Ventilação e oxigenação adequadas.
4. Relaxamento muscular.
5. Interferir o mínimo na função circulatória e renal.
6. Manter a temperatura corporal.
7. Reposição volêmica adequada.

Monitorização

A monitorização utilizada para as cirurgias pediátricas deve ser a básica obrigatória: oxímetro de pulso, capnografia, pressão arterial não invasiva, cardioscópio.

Também é mandatório se utilizar monitorização de temperatura (principalmente em cirurgias laparoscópicas em decorrência da temperatura do CO_2 injetado), utilização de manta térmica e, se possível, monitorização da profundidade anestésica.

Se a criança apresentar comorbidades, deve-se avaliar a necessidade de acesso venoso central e a pressão arterial média.

TÉCNICA ANESTÉSICA

A técnica anestésica mais indicada para cirurgias urológicas é a anestesia combinada (geral associada à epidural sacral ou peridural). Após a intubação, a criança é colocada em decúbito lateral e o bloqueio sacro é realizado, o bloqueio peniano está indicado para postectomias. Nas hipospadias e cirurgias mais complexas de pênis, está contraindicado o bloqueio peniano, pois pode alterar as estruturas do pênis e interferir no procedimento cirúrgico.

A indução anestésica mais utilizada é a anestesia inalatória, mas, dependendo da idade e da colaboração do paciente, pode-se cateterizar uma veia e a indução pode ser endovenosa.

Anestesia regional

A anestesia regional ocupa um lugar de destaque na urologia pediátrica e deve ser realizada sempre que possível. É utilizada para diminuir a quantidade de substâncias utilizadas durante o ato anestésico e para analgesia no pós-operatório.

Anestesia caudal

O bloqueio anestésico, na maioria das vezes, é epidural sacral utilizando-se ropivacaína a 0,2% 1 mL/kg de peso associada a 1 μg/kg de peso de clonidina ou 0,02 a 0,03 mg/kg de peso de morfina. A ropivacaína na concentração de 0,2% acarreta excelente analgesia e tem grande vantagem: o bloqueio motor é muito sutil e não incomoda muito as crianças. A clonidina tem a mesma propriedade analgésica que a morfina no pós-operatório e não apresenta prurido no pós--imediato, o problema é que não são todos os hospitais que dispõem de clonidina.

Bloqueio peniano

Está indicado para cirurgias de postectomia. Nas hipospadias e cirurgias mais complexas de pênis, está contraindicado o bloqueio peniano, pois pode alterar as estruturas do órgão e interferir no procedimento cirúrgico.

A ropivacaína está contraindicada para a realização do bloqueio peniano, pois tem uma pequena quantidade de vasoconstritor que pode causar necrose.

Relaxantes musculares

Relaxantes musculares são necessários para procedimentos intra e extraperitoniais, no rim, ureter e bexiga. Vale lembrar que em urologia muitos pacientes têm comprometimento renal e escolher o relaxante muscular adequado é muito importante. Quanto à ventilação ser controlada ou não, fica a cargo do anestesiologista, mas é bom lembrar que para procedimentos laparoscópicos ela é mandatória.

Hidratação

A hidratação deve se adequar ao tipo de procedimento e algumas crianças fazem preparo de cólon. Em urologia, em muitas cirurgias, o cirurgião precisa avaliar a via excretora, então, a hidratação deverá ser um pouco mais generosa. Em geral, a hidratação deve ser realizada de acordo com o procedimento proposto.

BIBLIOGRAFIA

Auler JOC, Miranda S, Jacob R, Valinetti EA. Anestesia em pediatria. São Paulo: Atheneu; 2008.

Barash PG, CullenBF, Stoelting RK, Cahalan MK, Stock MC, Ortega R et al. Clinical anesthesia, 8th ed. Philadelphia: Wolters Kluwer; 2017.

Cangiani LM, Carmona MJC, Ferrez D, Bastos CO, Duarte LTD, Cangiani LH et al. Tratado de anestesiologia SAESP, 9ª ed. Rio de Janeiro; 2021.

CAPÍTULO 3

Anestesia para Ressecção Transuretral de Próstata (RTUp)

João Plínio Souza Rocha
Gabriel Bacagini Guedes

A glândula prostática localiza-se abaixo do ápice da bexiga e circunda a uretra prostática. Sua inervação provém dos níveis T9 a T11. O tamanho normal da próstata varia entre 20 e 25 gramas. A incidência de hiperplasia benigna aumenta com a idade e acomete, em média, homens acima dos 50 anos.

Existem quatro tipos de tratamentos cirúrgicos envolvendo a próstata: prostatectomia transvesical, ressecção transuretral de próstata, cirurgia laparoscópica e cirurgia robótica. Neste capítulo, abordaremos apenas a ressecção transuretral de próstata.

AVALIAÇÃO PRÉ-OPERATÓRIA

Durante a avaliação pré-operatória, é essencial avaliar os diversos sistemas, principalmente porque alguns desses pacientes já apresentam idade avançada e diversas alterações sistêmicas.

As alterações do sistema nervoso central, especificamente, trazem maiores implicações no planejamento do ato anestésico, entre elas:

- Diminuição do número de neurônios.
- Diminuição do consumo de oxigênio.
- Diminuição do fluxo sanguíneo cerebral.
- Diminuição da velocidade de condução dos nervos periféricos.
- Diminuição do número de fibras nervosas na medula espinal.

Levando em conta as alterações conhecidas do sistema nervoso central, deve-se planejar e titular adequadamente as doses de anestésicos locais para evitar um bloqueio simpático prolongado.

Doenças prévias

A avaliação pré-operatória deve conter dados específicos da doença e todas as comorbidades existentes nesse grupo de pacientes, como:

- Idade.
- Hipertensão arterial.
- Coronariopatias.
- Doença pulmonar crônica obstrutiva (sobretudo em fumantes).
- Diabetes *mellitus*.
- Artrite reumatoide.
- Osteoporose.

Medicação pré-anestésica

A medicação pré-anestésica deve ser utilizada conforme o contexto clínico de cada paciente, visando prover conforto, reduzir ansiedade e estresse, favorecendo níveis pressóricos mais fisiológicos no perioperatório.

TÉCNICA ANESTÉSICA

A técnica anestésica mais utilizada para ressecção transuretral de próstata é a raquianestesia, devendo a punção ser realizada, idealmente, entre L3 e L4. A anestesia geral não está contraindicada, embora ela possa mascarar sintomas de algumas complicações, como perfuração de cápsula.

TIPOS DE LÍQUIDO DE IRRIGAÇÃO

A RTUp é realizada com um líquido de irrigação cuja função é: dilatar os espaços anatômicos, remover o tecido ressecado, remover o sangue do campo cirúrgico e permitir melhor visibilidade intravesical. Um líquido totalmente ideal para esse tipo de procedimento seria o não eletrolítico (para impedir a dispersão de eletricidade), não tóxico, transparente, de baixo custo e isotônico (para evitar hemólise). Infelizmente, não há alternativa que contemple todas essas características. Os líquidos de irrigação disponíveis são:

- Água destilada.
- Água destilada + carboidrato (sorbitol, manitol e glicina).

Os carboidratos aumentam a osmolaridade do líquido, resultando em líquido pouco hipo-osmolar em relação ao plasma, sem causar hemólise.

A água destilada é extremamente hipo-osmolar, podendo desencadear hemólise intravascular com consequente presença de hemoglobina livre no plasma. No sistema urinário, causa vacuolização, necrose e descamação do epitélio da alça de Henle e dos túbulos distais, levando à falência renal.

O sorbitol causa uma diurese marcante, é metabolizado no fígado em frutose e glicogênio, aumenta a glicemia em diabéticos e tem efeito colante nas luvas e instrumentos cirúrgicos. Sua apresentação é o sorbitol a 3%.

A glicina é um aminoácido não essencial encontrada no plasma entre 3 e 17 mg/L. Sua apresentação é glicina 1,5%. A solução é hipotônica, podendo causar edema cerebral. Ela não causa hemólise, tem a amônia como metabólito, podendo inibir a transmissão de sinais no sistema nervoso central e resultar em encefalopatia. Também pode causar dano miocárdico e infarto agudo do miocárdio.

O manitol é, atualmente, o líquido de irrigação mais utilizado. Trata-se de um açúcar hexaidratado e sua apresentação é manitol a 3%. Não é metabolizado pelo organismo e sua excreção é renal, sem reabsorção. Provoca diurese osmótica com perda hidroeletrolítica e hipertensão arterial.

ABSORÇÃO DO LÍQUIDO DE IRRIGAÇÃO

Os líquidos de irrigação existentes no mercado são hipo-osmolares em relação ao plasma e sua absorção reduz, portanto, a osmolaridade plasmática. Eles deslocam água do espaço intravascular para o intracelular (25% da água) e para o extracelular (75%). Existem alguns fatores que interferem na absorção do líquido de irrigação, como: pressão intravesical (deve ser limitada), abertura da cápsula prostática/vesical, tipo e altura do líquido de irrigação (cerca de 60 cm de altura entre o frasco ou bolsa e a mesa cirúrgica, visando limitar a pressão hidrostática), limitar o tempo cirúrgico (idealmente até 60 minutos) e o volume do líquido. Além disso, notar número e calibre de vasos sanguíneos no campo cirúrgico.

COMPLICAÇÕES DA RTUp

- Sangramento: a quantificação do sangramento nesse procedimento é difícil de ser realizada, devendo o anestesiologista estar atento ao campo cirúrgico.
- Arritmias: manter alto índice de suspeição e identificar rapidamente os possíveis distúrbios eletrolíticos.
- Extravasamento de líquido: principalmente no contexto de perfuração de cápsula prostática ou vesical.
- Síndrome de absorção do líquido de irrigação: idealmente, o volume infundido deve ser mensurado judiciosamente.

SÍNDROME DA RTUp

Os sinais e sintomas da síndrome da RTUp de próstata são (Quadro 3.1):

- Sistema cardiovascular (distúrbios de condução por hiponatremia).
- Sistema nervoso central (edema cerebral por hiponatremia).
- Sinais e sintomas da alteração aguda no sódio sérico.

Quadro 3.1. Sinais e sintomas da síndrome de RTUp de próstata

COMPONENTES DO SCV	COMPONENTES DO SNC
• Aumento da PVC • Bradicardia • Hipertensão • Angina • Alterações eletrocardiográficas • Colapso cardiovascular	• Apreensão • Desorientação • Náuseas • Distúrbios visuais • Estupor • Convulsões • Coma

Tratamento

Todos os sinais e sintomas são, em última instância, consequências da hiponatremia e, portanto, o tratamento deve ser: interromper o mecanismo fisiopatológico pela parada do procedimento e da irrigação. Realizar dosagem de sódio, potássio e demais eletrólitos, se possível. A reposição de sódio deve ser iniciada rapidamente (NaCl 20%, 1 ampola em 200 mL de soro fisiológico, infundir em 30 minutos). Se necessário, proceder à intubação orotraqueal.

BIBLIOGRAFIA

Amorim A, Campos I, Dias V, Resende FA, Romaneli DAVR, Gacia CF. Síndrome de ressecção transuretral da próstata. Rev Med Minas Gerais 2017;27 (Supl 4): S64-S70.

Feng F, Chen Z, Cromer J, Doerr A, Glow A, Horstman-Reser A et al. Anesthetic Concerns for Patients Undergoing a Transurethral Resection of the Prostate (TURP). Urol Nurs. 2016 Mar-Apr;36(2):75-81. PMID: 27281864.

Hawary A, Mukhtar K, Sinclair A, Pearce I. Transurethral resection of the prostate syndrome: almost gone but not forgotten. J Endourol 2009 Dec;23(12):2013-20. doi: 10.1089/end.2009.0129. PMID: 19821694.

CAPÍTULO 4

Anestesia para Procedimentos Laparoscópicos em Urologia

Ricardo Souza Nani

A laparoscopia, introduzida inicialmente em procedimentos ginecológicos há mais de 50 anos, é uma técnica de acesso ao abdome menos invasiva, tendo-se mostrado vantajosa em várias outras especialidades (cirurgia geral e oncológica), inclusive na urologia. Os benefícios relacionados com essa técnica incluem: melhor resultado estético, diminuição da dor no pós-operatório, diminuição de complicações respiratórias, menor incidência de infecção de ferida cirúrgica, menor duração da internação, entre outras; assim, o efeito final é de redução da morbidade e dos custos relacionados com o procedimento cirúrgico.

A laparoscopia é realizada quase exclusivamente com a insuflação de gás carbônico (CO_2) no abdome (ou em outra cavidade ou compartimento corpóreo, p. ex., retroperitôneo) para obtenção de um campo cirúrgico ideal, uma vez que outros gases testados apresentam desvantagens, como: suportarem combustão com o uso de *laser* ou eletrocautério (ar e oxigênio), propiciarem embolia aérea com maiores repercussões hemodinâmicas (hélio e nitrogênio), hepatotoxicidade indireta (argônio) e custo-efetividade (hélio). Técnicas sem o uso de gás, com a suspensão da parede anterior da cavidade abdominal, têm o potencial benefício de não apresentarem todas as repercussões da insuflação da cavidade abdominal com CO_2. Contudo, essas técnicas não apresentam grandes diferenças em relação ao uso do pneumoperitôneo em baixas pressões (5 a 8 mmHg), justamente nos pacientes que mais se beneficiariam da técnica, isto é, pacientes idosos ou mais graves.

EFEITOS DO PNEUMOPERITÔNEO

Os efeitos do pneumoperitôneo podem ser divididos em efeitos específicos relacionados ao CO_2 e efeitos relacionados ao aumento da pressão intra-abdominal (PIA) por este gás (efeito combinado).

Os efeitos relacionados com o CO_2, basicamente, resultam da hipercapnia associada à absorção do gás pelo peritônio (insuflações extraperitoneais podem apresentar graus de hipercapnia até maiores). Os efeitos principais da hipercapnia são:

- Ativação do sistema nervoso simpático (SNS): aumento da pressão arterial (PA) e da frequência cardíaca (FC), aumento da contratilidade miocárdica e aumento da predisposição do miocárdio a arritmias, principalmente quando exposto a catecolaminas em combinação com anestésicos halogenados.
- Aumento do volume-minuto para compensar a hipercapnia (esse efeito pode ser visto mesmo no pós-operatório, pois os valores do CO_2 arterial [$PaCO_2$] podem-se manter elevados durante as primeiras horas após o procedimento).

Os efeitos da insuflação do pneumoperitôneo atingirão vários sistemas ao mesmo tempo e dependem do estado volêmico do paciente, massa de CO_2 absorvida, técnica anestésica escolhida, posicionamento do paciente e nível da PIA, sendo estes dois últimos os principais determinantes das alterações.

Os efeitos da insuflação, em relação à PIA, se dividem quanto ao nível de pressão utilizado: abaixo de 15 mmHg e acima deste valor. Em níveis de PIA abaixo de 15 mmHg, do ponto de vista cardiovascular, ocorre aumento do débito cardíaco (DC), pois o sangue venoso do território esplâncnico é impelido de volta ao coração, resultando em aumento do retorno venoso (RV). Associa-se a isso a ativação simpática resultante da absorção do CO_2, com melhora da contratilidade miocárdica e aumento da FC, e o efeito final que se tem é de hipertensão e taquicardia. Do ponto de vista pulmonar, há redução de sua complacência em até 50% (aumento da pressão de pico e platô), diminuição da capacidade residual funcional em até 20% (diminuição da excursão diafragmática e elevação do diafragma), *shunt* intrapulmonar (elevação do diafragma com ventilação preferencial de zonas não dependentes) e risco aumentado de intubação seletiva (elevação da carina em virtude de elevação do diafragma). O efeito resultante é agravamento da hipercapnia e eventualmente hipóxia.

Em níveis de PIA superiores a 15 mmHg, ocorre a compressão da veia cava inferior e consequente diminuição do RV para o átrio direito (AD), com queda do DC e da PA. Deve-se juntar a isso o aumento da pós-carga resultante, o que pode produzir um agravamento da queda do DC e da hipotensão. No pulmão, há agravamento dos efeitos já descritos e podem ocorrer pneumotórax e pneumomediastino, principalmente em pacientes pneumopatas graves.

Do ponto de vista dos distúrbios de condução cardíaca, dois efeitos podem ser observados: bradiarritmias, geralmente mediadas por reflexo vasovagal (i. e., respondem bem à atropina), que se associam, primariamente, à distensão do peritônio parietal durante a insuflação (efeito que pode ser disparado ou potencializado pela introdução da agulha de Veress ou de trocarte) ou tração do peritônio visceral durante o procedimento; taquiarritmias, principalmente relacionadas com a absorção de CO_2. Pacientes mais graves e mais hipovolêmicos são mais sensíveis às alterações descritas, contudo, o reflexo vasovagal é comum mesmo em pacientes jovens e saudáveis (deve-se atentar se o paciente já não apresenta tônus vagal aumentado no pré-operatório). Níveis de insuflação mais baixos e taxas de insuflação mais lentas podem evitar ou, no mínimo, propiciar maior tempo para o diagnóstico e tratamento dessas alterações.

Os efeitos relacionados com o posicionamento são mais diretos e simples de serem entendidos: o posicionamento em céfalo-aclive potencializa os efeitos do aumento da PIA sobre o sistema cardiovascular e diminui os efeitos pulmonares, já a posição de Trendelenburg faz exatamente o oposto. Tal simplicidade, contudo, não deve levar o anestesiologista a subestimar a magnitude dos efeitos do posicionamento do paciente.

Do ponto de vista neurológico, geralmente, há uma queda na pressão de perfusão cerebral em razão do aumento da pressão intracraniana (aumento da

PIA, hipercapnia, posição de Trendelenburg) associado à queda do DC (PIAs mais elevadas, estado hipovolêmico, posição em céfalo-aclive). Assim sendo, pacientes com baixa complacência cerebral devem ser cuidadosamente avaliados antes de serem submetidos a procedimentos laparoscópicos. A posição de Trendelenburg acentuada e prolongada também pode aumentar a pressão intraocular, promovendo descolamento de retina.

Do ponto de vista renal, há uma queda no débito urinário (DU) de origem multifatorial, com uma relação inversamente proporcional entre PIA e DU. O mecanismo envolve a diminuição da perfusão renal por compressão hilar e parenquimatosa, aumento da secreção do hormônio antidiurético, ativação do sistema renina-angiotensina-aldosterona e diminuição do DC. Essas repercussões podem ser dirimidas, ao menos parcialmente, quando se ajusta a volemia do paciente antes da insuflação do peritônio. Contudo, deve-se tomar cuidado com expansões volêmicas agressivas em pacientes cardiopatas ou pneumopatas, em posição de Trendelenburg, em cirurgia laparoscópica, pelo risco de congestão pulmonar associada à sobrecarga volêmica.

INTRAOPERATÓRIO

O manejo intraoperatório desses pacientes pode variar de acordo com o porte cirúrgico ou com a gravidade do paciente submetido ao procedimento. A monitorização rotineira inclui eletrocardiograma, pressão arterial não invasiva, oximetria de pulso, pressão de vias aéreas e CO_2 expirado ($ETCO_2$ – *end tidal* CO_2). Em procedimentos mais complexos ou demorados, principalmente em pacientes mais graves, a monitorização pode ser estendida para incluir: monitor de profundidade anestésica, temperatura corpórea e pressão arterial invasiva. Com relação aos acessos venosos, recomenda-se que seja obtido um acesso 18 Ga (ou maior, eventualmente, dois acessos), exceto nos procedimentos menores e de curta duração. A indicação de obtenção de acesso venoso central depende quase exclusivamente da condição clínica do paciente submetido ao procedimento.

O uso do $ETCO_2$ é rotineiro nos procedimentos laparoscópicos como uma inferência do comportamento da $PaCO_2$, uma vez que em situações normais, geralmente, apresenta níveis cerca de 3-5 mmHg maiores. Entretanto, deve-se observar que, em razão dos distúrbios de ventilação/perfusão e da queda do DC, essa relação pode-se tornar imprevisível. Durante o intraoperatório, os níveis de $ETCO_2$ aumentam progressivamente após a instalação do pneumoperitôneo e atingem um platô cerca de 40 minutos depois, desde que o volume-minuto permaneça constante. A partir desse ponto, o CO_2 começa a ser acumulado no organismo (até cerca de 120 L podem ser absorvidos). Como os mecanismos compensatórios renais da hipercapnia demoram cerca de 3-5 dias para se estabelecerem de forma plena, a excreção do CO_2 durante o intra e o pós-operatório imediato é feita, basicamente, por meio pulmonar. Caso o paciente não apresente nenhuma pneumopatia, pode-se promover a hiperventilação com o aumento do volume corrente e frequência respiratória; caso contrário, é preferível a manipulação da frequência respiratória associada à do tempo expiratório.

A embolia por CO_2 é um evento raro, porém, grave, com taxas de mortalidade acima de 20%, cuja principal causa é a inserção inadvertida da agulha de Veress em um vaso ou órgão parenquimatoso. A presença de embolias pequenas sem repercussão clínica é comum e pode ser observada na ecocardiografia transesofágica em até 2/3 dos pacientes submetidos à colecistectomia videolaparoscópica, uma vez que há necessidade da embolização de grandes volumes de CO_2 para que haja repercussão clínica em virtude da alta solubilidade desse gás – pequenas quantidades se dissolvem facilmente no plasma antes de qualquer repercussão maior. A apresentação clínica varia de hipotensão e cianose até arritmias e assistolia. O quadro clínico pode ser acompanhado de aumento súbito no $ETCO_2$ seguido de amputação da curva de capnografia, secundária à queda abrupta do DC, e o tratamento consiste no encerramento do pneumoperitôneo, posicionamento do paciente em Trendelenburg com lateralização à esquerda (mantém o êmbolo no ápice do ventrículo direito), aumento da fração inspirada de oxigênio para 1,0, aumento do volume-minuto, expansão volêmica, uso de vasopressores e aspiração do êmbolo gasoso por cateter venoso central (se não foi instalado, considerar fazê-lo).

Em pacientes mais graves, principalmente do ponto de vista cardíaco e pulmonar e naqueles com baixa complacência cerebral em que se optou por proceder com a laparoscopia, a obtenção de um acesso arterial para coleta seriada de gasometria arterial e monitorização hemodinâmica invasiva pode ser desejável.

A anestesia geral é sempre realizada em decorrência de efeitos sistêmicos da laparoscopia e do posicionamento necessário durante a cirurgia. Não há diferença do ponto de vista específico da laparoscopia entre anestesia geral balanceada e anestesia venosa total, sendo a escolha entre as técnicas baseadas nas características do paciente, havendo apenas a predileção por agentes que permitam um despertar mais rápido. O uso de técnicas combinadas (anestesia geral e técnicas locorregionais) promove uma vantagem adicional, com os benefícios da técnica locorregional (menor incidência de náuseas e vômitos no pós-operatório, melhor controle da dor, diminuição do tempo de internação, melhor estabilidade hemodinâmica, entre outros) associados à segurança da anestesia geral que, dessa forma, pode ser realizada de forma a apenas garantir hipnose, proteção de vias aéreas e imobilidade, permitindo o uso de menores doses de anestésico e promovendo um despertar mais rápido e em melhores condições. As associações de técnicas regionais vão desde a infiltração dos sítios de inserção dos trocartes com anestésico local, passando pelos bloqueios periféricos, até o emprego da anestesia subaracnóidea ou peridural (esta com ou sem a inserção de cateter). Particularmente em cirurgia oncológica, há evidência de menor recorrência tumoral quando se associa à anestesia regional (efeito de redução da resposta simpática, menor necessidade de uso de opioides e efeitos anti-inflamatórios), sendo as evidências mais robustas para a anestesia peridural. A necessidade de intubação pode ser prescindida caso se disponha de modelos de máscara laríngea mais modernos, principalmente aqueles que permitem a passagem de sondas gástricas. Todavia, tal opção só deve ser utilizada caso haja a previsão de tempo cirúrgico reduzido, possibilidade de uso de PIA baixa e necessidade de pouca inclinação da mesa cirúrgica.

BIBLIOGRAFIA

Conacher ID, Soomro NA, Rix D. Anaesthesia for laparoscopic urological surgery. Br J Anesth 2004;93(6):859-64.

Gerges FJ, Kanazi GE, Jabbour-Khoury SI. Anesthesia for laparoscopy: a review. J Clin Anesth 2006;18:67-78.

Henny CP, Hofland J. Laparoscopic surgery: pitfalls due to anesthesia, positioning, and pneumoperitoneum. Surg Endosc 2005;19:1163-71.

Hottenrott S, Schlesinger T, Helmer P, Meybohm P, Alkatout I, Kranke P. Do small incisions need only minimal anesthesia? – Anesthetic management in laparoscopic and robotic surgery. J Clin Med 2020;9(12):4058-72.

Lusty AJ, Hosier GW, Koti M, Chenard S, Mizubuti GB, Jaeger M et al. Anesthetic technique and oncological outcomes in urology: a clinical practice review. Urol Oncol 2019;37(12):845-52.

Nasrallah G, Souki FG. Perianesthetic management of laparoscopic kidney surgery. Curr Urol Rep 2018;19(1):1-10.

Whalley DG, Berrigan MJ. Anesthesia for radical prostatectomy, cystectomy, nephrectomy, pheochromocytoma, and laparoscopic procedures. Anesthesiol Clin North Am 2000;18(4):899-917.

CAPÍTULO 5

Anestesia para Litotripsia Extracorpórea por Ondas de Choque

José Reinaldo Franco Azevedo
Maria José Carvalho Carmona

INTRODUÇÃO

A litotripsia extracorpórea por ondas de choque (LECO) consiste na fragmentação de cálculos por ondas acústicas de alta frequência e baixa intensidade, direcionadas ao cálculo por uma fonte externa ao paciente. Os primeiros litotritores necessitavam de imersão do paciente em água, causando uma série de alterações hemodinâmicas e dificuldades de monitorização e acesso ao paciente pelo anestesiologista. Com o advento dos aparelhos de segunda e terceira geração, que dispensam a imersão em meio líquido, esse tipo de tratamento tornou-se mais difundido, seguro e efetivo.

INDICAÇÕES

As indicações clássicas para uso de LECO em litíase urinária são:

- Cálculos localizados na pelve renal e ureter proximal.
- Cálculos com menos de 2,0 cm.

Alguns outros fatores prejudicam a eficácia do tratamento, devendo ser levados em consideração para escolha desse método. Esses são:

- Alta densidade do cálculo.
- Posição do cálculo – cálculos caliciais e de uterer médio e distal.
- Alto IMC.
- Anatomia renal desfavorável ou anormalidades congênitas.

CONTRAINDICAÇÕES ABSOLUTAS

- Gestação: é a mais absoluta de todas as contraindicações, não podendo ser realizada em nenhum momento da gestação por risco de parada cárdica fetal provocado pela competitividade ultrassônica direto no feixe de Hiss materno.
- Infecção do trato urinário não tratada.
- Coagulopatia descompensada.
- Arritmia não controlada.
- Aneurisma de aorta abdominal > 4,0 cm.

AVALIAÇÃO PRÉ-ANESTÉSICA

- Jejum.
- Teste de gravidez para mulheres em idade fértil.
- Cultura de urina para diagnóstico de infecção do trato urinário.
- Coagulograma completo e histórico de sangramentos.
- ECG se houver suspeita de arritmias.
- Avaliação do IMC.
- Presença de prótese ortopédica pode influenciar na onda de choque se estiver próxima ao campo.
- Presença de marca-passo cardíaco ou cardioversor-desfibrilador implantável (CDI).
- Marca-passos torácicos devem ser reprogramados para assincrônico (sem demanda, frequência fixa) no pré-operatório.

Apesar de os fabricantes de CDI contraindicarem a LECO, existem estudos que corroboram a utilização de CDI de maneira segura durante o procedimento. Para isso, o CDI deve ser desligado no pré-operatório e reativado imediatamente após o procedimento.

TÉCNICA ANESTÉSICA

No Serviço de Anestesiologia do Hospital das Clínicas e Faculdade de Medicina da Universidade de São Paulo (HCFMUSP), a anestesia geral endovenosa com máscara laríngea (quando não há contraindicação) é o método de escolha, aumentando as taxas de sucesso da LECO, garantindo amnésia, analgesia e imobilidade do paciente e proporcionando menor incidência de náusea e vômitos pós-operatórios e melhor recuperação.

MONITORIZAÇÃO

- ECG contínuo – avaliar se o litotritor se acopla ao ECG.
- Oximetria de pulso.
- Capnografia.
- Pressão arterial não invasiva.
- Temperatura.

ACESSOS VASCULARES

Puncionar acesso venoso periférico de fino ou médio calibre para infusão endovenosa com segurança. Não é necessário acesso calibroso em razão do baixo risco de sangramento.

INDUÇÃO E MANUTENÇÃO DA ANESTESIA

A indução da anestesia deve ser realizada por via endovenosa. A ventilação com máscara facial está autorizada em situações de baixo risco de aspiração do conteúdo gástrico, bem como a utilização da máscara laríngea. O bloqueio neuromuscular é facultativo. Na ausência de infecção do trato urinário, o uso de antibiótico não é necessário. Os fármacos utilizados são:

- Fentanil 2 a 3 mcg/kg.
- Propofol 2 a 3 mg/kg.

A manutenção pode ser realizada utilizando-se:

- Propofol 80 a 100 mcg/kg/min em infusão contínua ou em infusão-alvo controlada 2,0 a 4,0 mcg/mL.

- Fentanil em *bolus*, conforme avaliação do nível de consciência, valores pressóricos e de frequência cardíaca ou remifentanil 0,05 mcg/kg/min a 0,15 mcg/kg/min.

Durante a realização do procedimento, as seguintes condutas devem ser tomadas:

- Utilizar ventilação com baixo volume corrente e alta frequência.
- Analgesia com antiespasmódico.
- Utilizar anti-inflamatórios respeitando as comorbidades do paciente.
- Profilaxia antiemética com dexametasona e ondansetrona.
- Proteção gástrica: omeprazol 40 mg.
- Dipirona 2 g.
- Butilbrometo de escopolamina 20 mg.
- Tramadol 50 a 100 mg.

COMPLICAÇÕES

- Dor no flanco.
- Hematúria.
- Bacteriúria.
- Equimose.
- Hematoma muscular.
- Hematoma perirrenal: atentar para instabilidade e sinais de sangramento em sala de recuperação pós-anestésica.
- Lesão pulmonar.
- Arritmias cardíacas: geralmente sem repercussão e sem necessidade de tratamento. Costumam cessar após fim do uso do litotritor.

BIBLIOGRAFIA

Al-Ansari A, As-Sadiq K, Al-Said S, Younis N, Jaleel OA, Shokeir AA. Prognostic factors of success of extracorporeal shock wave lithotripsy (ESWL) in the treatment of renal stones. Int Urol Nephrol. 2006;38:63-7.

Chung MK, Streem SB, Ching E, Grooms M, Mowrey KA, Wikoff BL. Effects of extracorporeal shock wave lithotripsy on tiered implantable cardioverter defibrillators. Pacing Clin Electrophysiol. 1999;22(5):738-42.

Cooper D, Wilkoff B, Masterson M, Castle L, Belco K, Simmons T et al. Effects of extracorporeal shockwave lithotripsy on cardiac pacemakers and its safety in patients with implanted cardiac pacemakers. Pacing Clin Electrophysiol 1988;11:1607-16.

Cormack JR, Hui R, Olive D, Said S. Comparison of two ventilation techniques during general anesthesia for extracorporeal shock wave lithotripsy: high--frequency jet ventilation versus spontaneous ventilation with a laryngeal mask airway. Urology 2007;70:7-10.

El-Nahas AR, El-Assmy AM, Mansour O, Sheir KZ. A prospective multivariate analysis of factors predicting stone disintegration by extracorporeal shock wave lithotripsy: the value of high-resolution noncontrast computed tomography. Eur Urol. 2007;51:1688-93.

Gonçalves TAM. Anestesia para urologia. In: Cangiani LM, Slullitel A, Poterio GMB, Pires OC, Posso IP, Nogueira CS et al. Tratado de anestesiologia SAESP, 7. ed. São Paulo: Atheneu; 2012. p. 2048-50.

Kanao K, Nakashima J, Nakagawa K, Asakura H, Miyajima A, Oya M et al. Preoperative nomograms for predicting stone-free rate after extracorporeal shock wave lithotripsy. J Urol. 2006;176:1453-6.

Lingeman JE, Siegel YI, Steele B, Nyhuis AW, Woods JR. Management of lower pole nephrolithiasis: a critical analysis. J Urol. 1994;151:663-7.

Malhotra V, Sudheendra V, O'Hara J, Diwan S. Anesthesia and the renal and genitourinary systems. In: Miller R. Miller's anesthesia, 7th ed. Philadelphia: Elsevier; 2010;2124-6.

Newman RC, Bezirdjian L, Steinbock G, Finlayson B. Complications of extracorporeal shock wave lithotripsy: prevention and treatment. Semin Urol 1986;4:170-4.

Sorensen C, Chandhoke P, Moore M, Wolf C, Sarram A. Comparison of intravenous sedation versus general anesthesia on the efficacy of the Doli 50 lithotriptor. J Urol 2002;168:35-7.

Streem SB. Contemporary clinical practice of shock wave lithotripsy: a reevaluation of contraindications. J Urol 1997;157:1197-203.

Torricelli FC, Danilovic A, Vicentini FC, Marchini GS, Srougi M, Mazzucchi E. Extracorporeal shock wave lithotripsy in the treatment of renal and ureteral stones. Rev Assoc Med Bras 2015 Jan-Feb;61(1):65-71.

Vassolas G, Roth RA, Venditti FJ Jr. Effect of extracorporeal shockwave lithotripsy on implantable cardioverter defibrillators. Pacing Clin Electrophysiol 1993;16:1245-8.

Warner MA, Warner ME, Buck CF, Segura JW. Clinical efficacy of high frequency jet ventilation during extracorporeal shock wave lithotripsy of renal and ureteral calculi: a comparison with conventional mechanical ventilation. J Urol 1988;139:486-7.

Weber W, Back P, Wildgans H, Negri L, Schelling GM, Jaenicke U. Anesthetic considerations in patients with cardiac pacemakers undergoing extracorporeal shockwave lithotripsy. Anest Analg 1988;67:S251.

CAPÍTULO 6

Anestesia para Nefrolitotripsia Percutânea

Roberta Figueiredo Vieira

INTRODUÇÃO

A litíase renal é uma doença prevalente, com incidência crescente que atinge até 10% da população mundial. O risco de recidiva é elevado, acometendo 50% dos casos em 10 anos e 75% em 20 anos.[1]

A maioria dos pacientes com litíase renal são manejados de forma conservadora, sendo a cirurgia reservada a cálculos complicados. As cirurgias tradicionais foram substituídas por técnicas menos invasivas como a litotripsia extracorpórea por ondas de choque (LECO) e pela nefrolitotripsia percutânea.[2]

A nefrolitotripsia percutânea, descrita em 1976, é hoje considerada tratamento de escolha para cálculos múltiplos com mais de 2 cm e para casos com anatomia renal distorcida. Essa técnica apresenta taxa de sucesso considerável, entre 79% e 95%, e, nos casos em que a LECO está contraindicada, é a opção terapêutica de escolha (Quadro 6.1).[1]

Quadro 6.1. Contraindicações a LECO

- Obesidade acentuada
- Aneurisma de aorta ou artéria renal
- Obstrução urinária distal ao cálculo
- HAS não controlada
- Infecção do trato urinário não controlada

ASPECTOS CIRÚRGICOS

O cirurgião deve avaliar a relação anatômica entre o rim, o cálculo e as costelas do paciente para determinar o acesso ao rim e o melhor posicionamento cirúrgico. Classicamente, o procedimento é realizado em decúbito ventral, mas o decúbito lateral ou o decúbito dorsal horizontal podem ser adotados, dependendo do caso. Em pacientes obesos ou com disfunção cardiovascular, a posição supina é preferível.[3]

O procedimento começa com a passagem de um cateter no ureter por meio de cistoscopia para injeção de contraste e visualização do sistema coletor. A punção renal é guiada por fluoroscopia ou ultrassonografia e, dessa forma, o nefroscópio é posicionado na pelve renal. Os litotritores e a solução de irrigação são inseridos pelo nefroscópio, o que permite a visualização e a eliminação dos cálculos. Os litotritores podem ser ultrassônicos, pneumáticos ou a *laser* e os cálculos são retirados antes ou depois de serem fragmentados. Às vezes, é necessária a colocação de um cateter duplo J ou sonda de nefrostomia percutânea ao final do procedimento a fim de garantir a drenagem urinária.[4]

ANESTESIA

A anestesia geral é preferida, mas outras técnicas já foram relatadas com sucesso, como a peridural ou a raquianestesia com sedação.[5] A anestesia regional está associada à maior analgesia e à menor incidência de náusea e vômitos, enquanto a anestesia geral permite controle da via aérea, necessário no decúbito ventral. Porém, nenhuma técnica é superior em relação ao sucesso do procedimento ou incidência de sangramento.[6]

A avaliação pré-anestésica, além de considerar as comorbidades, alergias e medicações do paciente, deve verificar a presença de infecção do trato urinário e distúrbios da coagulação, que são contraindicações relativas à nefrolitotripsia percutânea. Idealmente, antes do procedimento, a cultura de urina deve ser negativa para infecção e a hemostasia deve estar normal.[7]

COMPLICAÇÕES

A equipe anestésica deve estar familiarizada com as potenciais complicações associadas à nefrolitotripsia percutânea para que o diagnóstico seja rápido e o manejo adequado. As complicações ocorrem em menos de 10% dos casos, sendo mais frequentes na abordagem do rim direito e no acesso cirúrgico supracostal.[8]

Reação adversa ao contraste radiológico

As reações adversas podem ocorrer durante ou após a cirurgia, principalmente em pacientes com passado de reação anafilática, asma ou em extremos etários.[4]

Hemorragia

O risco de hemorragia é maior em pacientes diabéticos, obesos, em reoperações e na presença de complicações perioperatórias. Vale ressaltar que o procedimento só deve ser realizado com hemostasia adequada e recomenda-se coletar amostra de sangue para tipagem sanguínea no início da cirurgia.[2]

A equipe anestésica deve monitorar a perda sanguínea, verificar os níveis de hemoglobina e avaliar a necessidade de transfusão sanguínea durante o procedimento.[7]

Sepse

É frequente o desenvolvimento de bacteriúria ou bacteriemia, portanto, é preconizado o uso de antibiótico profilático 1 hora antes da incisão, que consiste em cefalosporina de primeira ou segunda geração, aminoglicosídeo ou metronidazol.[2,4]

Atelectasia, pneumotórax, hemotórax, derrame pleural

As complicações torácicas são mais frequentes no acesso supracostal e nos procedimentos no rim direito.[4,7]

Lesão do sistema coletor renal

As lesões graves determinam a interrupção do procedimento e a drenagem por nefrostomia, enquanto as lesões menores são tratadas de forma conservadora, pois fecham espontaneamente em 24 a 48 horas.[4]

Lesão intestinal

As lesões intestinais menores são tratadas de forma conservadora, enquanto lesões de baço e fígado necessitam de laparotomia.[4]

Lesões associadas ao posicionamento cirúrgico

A posição prona está associada a alterações fisiológicas, como a redução do índice cardíaco e pode provocar a compressão de vasos e nervos periféricos. Assim, os cuidados relacionados com o decúbito ventral incluem manutenção da cabeça em posição neutra e orientada para baixo, com uso de coxim apropriado, de forma que as orelhas, olhos e nariz permaneçam livres. O adequado uso de coxins torácicos impede o aumento da pressão intra-abdominal e a compressão da veia cava inferior.[8]

Hipotermia

O uso de grande volume de solução de irrigação pode provocar hiportemia, sendo importante o uso de termômetro esofágico e manta térmica.[2]

Sobrecarga volêmica e alteração eletrolítica

A equipe anestésica deve permanecer vigilante quanto à presença de distúrbio eletrolítico e hipervolemia no peri e pós-operatório.[7]

REFERÊNCIAS

1. Pu C, Wang J, Tang Y, Yuan H, Li J, Bai Y et al. The efficacy and safety of percutaneous nephrolithotomy under general versus regional anesthesia: a systematic review and meta-analysis. Urolithiasis 2015 Oct;43(5):455-66.
2. Gainsburg D, Bryson E, Frost E. Anesthesia for urologic surgery. Springer; 2014.

3. DasGupta R, Patel A. Percutaneous nephrolithotomy: does position matter? Prone, supine and variations. Curr Opin Urol 2013 Mar;23(2):164-8.
4. Knoll T, Daels F, Desai J, Hoznek A, Knudsen B, Montanari E et al. Percutaneous nephrolithotomy: technique. World J Urol 2017 Sep;35(9):1361-8.
5. Wei C, Zhang Y, Pokhrel G, Liu X, Gan J, Yu X et al. Research progress of percutaneous nephrolithotomy. Int Urol Nephrol. 2018 May;50(5):807-17.
6. Liu X, Huang G, Zhong R, Hu S, Deng R. Comparison of percutaneous nephrolithotomy under regional versus general anesthesia: a meta-analysis of randomized controlled trials. Urol Int. 2018;101(2):132-42.
7. Malik I, Wadhwa R. Percutaneous nephrolithotomy: current clinical opinions and anesthesiologists perspective. Anesthesiol Res Pract. 2016;2016:9036872.
8. Duty B, Okhunov Z, Smith A, Okeke Z. The debate over percutaneous nephrolithotomy positioning: a comprehensive review. J Urol. 2011 July;186(1):20-5.

CAPÍTULO 7

Anestesia para Procedimentos Robóticos

Claudia Marquez Simões
Gabriel Valente

A cirurgia robótica tem ganhado espaço em diversas especialidades, incluindo a urologia. A prostatectomia é hoje um procedimento amplamente realizado pela via robótica, trazendo potenciais benefícios aos pacientes, como menor sangramento e maior preservação dos nervos, contribuindo para menor incidência de incontinência urinária e disfunção erétil.[1] Os potenciais benefícios e também riscos da cirurgia robótica no perioperatório encontram-se no Quadro 7.1.

No entanto, para o anestesiologista, a cirurgia robótica traz alguns desafios, principalmente relacionados com a ergonomia da sala cirúrgica e com o acesso ao paciente, demandando muito planejamento e conhecimento do procedimento, sem contar no cuidadoso posicionamento do paciente. Em grande parte dos procedimentos robóticos, o paciente necessitará do posicionamento em Trendelenburg acentuado associado ao pneumoperitôneo, que trará alguns desafios para o manejo intra e pós-operatório.

Quadro 7.1. Potenciais benefícios e riscos perioperatórios da cirurgia robótica

BENEFÍCIOS	RISCOS
• Menor sangramento • Menor trauma cirúrgico • Menor estímulo nociceptivo • Menor morbidade • Menor tempo de internação hospitalar	• Dano visceral não identificado no intraoperatório • Disfunção renal aguda • Atelectasia pulmonar • Embolia aérea • Lesões por posicionamento • Hematoma retroperitoneal • Aumento da pressão ocular e craniana • Intubação seletiva endobrônquica

Para fins didáticos podemos dividir os principais pontos de atenção para as cirurgias robóticas entre os fatores relacionados com o paciente, fatores cirúrgicos e relacionados com a anestesia.

RELACIONADO COM A ANESTESIA

- Espaço exíguo dificulta o acesso ao paciente.
- Necessidade de imobilidade completa do paciente.
- Resposta fisiológica ao pneumoperitônio.
- A dor pós-operatória é relatada como menor comparativamente à cirurgia convencional, no entanto, é importante lembrar que o estímulo nociceptivo intraoperatório é grande e o adequado tratamento da dor é necessário.

FATORES CIRÚRGICOS

- *Docking* (acoplamento) do robô demanda treinamento, espaço e adequado posicionamento.
- Lesões vasculares intraoperatórias podem ser de difícil detecção, principalmente se venosas, pelo efeito do pneumoperitôneo.

FATORES DO PACIENTE

- A posição de Trendelenburg acentuada e por tempo prolongado pode levar à congestão venosa e seus efeitos secundários, lembrando que não há quebra da barreira hematoencefálica.
- O risco de regurgitação aumenta com o posicionamento, podendo ocorrer refluxo do conteúdo gástrico durante a cirurgia, que demanda proteção da face e dos olhos.
- O risco de lesão renal deve ser considerado, principalmente pela limitação da administração de volume no intraoperatório em algumas cirurgias (dificulta algumas anastomoses) e a sua associação aos efeitos do pneumoperitôneo podem ser arriscados para alguns pacientes.

Considerando-se alguns desses pontos principais da cirurgia robótica, vamos aos pontos de atenção:

- Avaliação da pressão intraocular pré-operatória e da retina nos casos de glaucoma. Esses pacientes devem passar por uma avaliação oftalmológica que pesará na decisão da via cirúrgica pelo risco de amaurose, nesses casos, com aumento de pressão intraocular prévia.

Deve-se proteger bem os olhos, pois em algumas séries de casos, as complicações mais frequentes foram as abrasões corneais.[2]

A ventilação intraoperatória pode ser desafiadora e necessita de ajustes e vigilância constante para evitar picos de pressão de vias aéreas que podem gerar lesões agudas ou, ainda, hiperdistensão, o uso da ventilação controlada por pressão pode ser desafiador, mas pode reduzir as pressões de pico de vias aéreas. Por outro lado, a intubação endobrônquica pode levar ao colabamento de um pulmão com surgimento de hipoxemia que pode ser de difícil controle. O uso de pressão positiva expiratória final (PEEP) pode auxiliar na prevenção de atelectasias, e estratégias de ventilação protetora também devem ser aplicadas a esses pacientes.

Atenção a todos os efeitos relacionados com o pneumoperitôneo que levarão a uma série de alterações nos diferentes órgãos e sistemas, com alguns dos principais destacados no Quadro 7.2.

Quadro 7.2. Alguns dos principais efeitos do pneumoperitôneo[4,5]

SISTEMA	EFEITOS
Respiratório	↑ desequilíbrio ventilação/perfusão ↑ pressão pico de via aérea ↑ $ETCO_2$ Risco de enfisema subcutâneo ↓ complacência pulmonar ↓ capacidade vital ↓ capacidade residual funcional
Cardiovascular	↑ resistência vascular sistêmica ↑ pressão arterial média ↑ risco de embolia aérea ↓ retorno venoso ↓ débito cardíaco
Renal	↓ taxa de filtração glomerular ↓ débito urinário
Neurológico	↑ pressão intracraciana ↑ pressão intraocular ↑ fluxo sanguíneo cerebral ↑ risco de lesão nervosa periférica (posicionamento)
Endócrino	↑ liberação de catecolaminas ↑ sistema renina-angiotensina-aldosterona
Gastrintestinal	↑ regurgitação de conteúdo gástrico

POSICIONAMENTO

O posicionamento em Trendelenburg acentuado é um desafio ao anestesiologista, pois precisamos garantir a estabilidade do posicionamento do paciente, que não pode escorregar e, ao mesmo tempo, não pode apresentar pressão em nenhum local do corpo e não impor restrição à parede torácica para não dificultar ainda mais a ventilação.

É importante garantir conforto e proteção ao paciente e, para isso, podemos lançar mão de protetores de espuma tipo casca de ovo e proteger o paciente dos fios de monitores, e até mesmo das linhas venosas que, com contato prolongado com a pele, podem machucá-la.

Muitas vezes as equipes cirúrgicas gostam de fixar o paciente com uma faixa no tórax, no entanto, uma faixa única pode, além de gerar restrição ventilatória, distender o plexo braquial e, portanto, o posicionamento com a fixação com uma faixa bilateral em "X" é mais adequada.[6]

Além dos cuidados do posicionamento em si, a conferência periódica do posicionamento e a documentação de tudo é essencial. Como sugestão, anote sistematicamente:[7]

1. Posicionamento do paciente.
2. Posicionamento das extremidades.
3. Uso de protetores, almofadas, polímeros.
4. Nomes dos membros do time que auxiliaram o posicionamento.
5. Mudanças de posicionamento intraoperatória.
6. Avaliação pré e pós-operatória da integridade cutânea.

EMERGÊNCIAS EM CIRURGIA ROBÓTICA

Por fim, mas não menos importante, é essencial o treinamento de toda a equipe para situações de emergência que venham a acontecer em cirurgias robóticas. A retirada do robô nessa situação, por exemplo, para iniciar as manobras de reanimação cardíaca, deve ser treinada por todo o time e estar clara para todos os participantes do ato cirúrgico, pois o sucesso no tratamento dependerá disso. O trabalho em equipe e habilidades de comunicação nesse cenário são essenciais para garantir a segurança do paciente.[8]

REFERÊNCIAS

1. Du Y, Long Q, Guan B, Mu L, Tian J, Jiang Y et al. Robot-assisted radical prostatectomy is more beneficial for prostate cancer patients: a system review and meta-analysis. Med Sci Monit Int Med J Exp Clin Res 2018;24:272-87.
2. Danic MJ, Chow M, Alexander G, Bhandari A, Menon M, Brown M. Anesthesia considerations for robotic-assisted laparoscopic prostatectomy: a review of 1,500 cases. J Robot Surg 2007;1:119-23.
3. Choi EM, Na S, Choi SH, An J, Rha KH, Oh YJ. Comparison of volume-controlled and pressure-controlled ventilation in steep Trendelenburg position

for robot-assisted laparoscopic radical prostatectomy. J Clin Anesth 2011;23:183-8.

4. Iqbal H, Gray M, Gowrie-Mohan S. Anaesthesia for robot-assisted urological surgery. General Anesthesia 2019:7.
5. Alfonsi P, Vieillard-Baron A, Coggia M, Guignard B, Goeau-Brissonniere O, Jardin F et al. Cardiac function during intraperitoneal CO_2 insufflation for aortic surgery: a transesophageal echocardiographic study. Anesth Analg 2006;102.
6. Shveiky D, Aseff JN, Iglesia CB. Brachial plexus injury after laparoscopic and robotic surgery. J Minim Invasive Gynecol 2010;17:414-20.
7. Hortman C, Chung S. Positioning considerations in robotic surgery. AORN J 2015;102:434-40.
8. Hsu RL, Kaye AD, Urman RD. Anesthetic challenges in robotic-assisted urologic surgery. Rev Urol 2013;15:178-84.

CAPÍTULO 8

Anestesia para Cirurgias de Adrenal

I. Silvia Corrêa Soares
Matheus Fachini Vane

As glândulas adrenais exercem amplo espectro de funções no organismo por meio de secreção de hormônios como andrógenos, aldosterona, cortisol e catecolaminas.

ANATOMIA E FISIOLOGIA DA ADRENAL

A glândula adrenal é funcionalmente dividida em duas partes:

- **Medula:** 20% da glândula são responsáveis pela síntese de catecolaminas, como epinefrina, norepinefrina e dopamina, liberadas na corrente sanguínea em resposta a estímulos simpáticos.
- **Córtex:** 80% da glândula localizada externamente à medula, responsável pela síntese de corticosteroides. A medula tem três zonas: 1. glomerulosa, que secreta mineralocorticoides; 2. fascicular, que secreta glicocorticoides; e 3. reticular que secreta andrógenos.

Os mineralocorticoides regulam a homeostase eletrolítica e tem papel importante no controle das concentrações corporais de sódio, potássio e água. O principal é a aldosterona, que atua no tubo contornado distal promovendo a retenção de água e sódio com consequente perda de íons hidrogênio e potássio. Sua secreção é controlada pelo sistema renina-angiotensina e qualquer estímulo ao aparelho justaglomerular renal, como hipotensão, hiponatremia e hipercalemia, é capaz de estimular a liberação de renina, levando à produção de aldosterona. O aumento do nível sérico de ACTH também aumenta a liberação de aldosterona e, quando produzida em excesso, é responsável pela síndrome de Conn.

Os glicocorticoides atuam na regulação do metabolismo e da homeostase, com efeitos essenciais à vida, sendo o cortisol o mais importante. Ele é responsável pela regulação do metabolismo dos carboidratos, estimulando a gliconeogênese e aumentando as enzimas necessárias à conversão de aminoácidos em glicose. Também atua na regulação do metabolismo das proteínas, reduzindo as reservas nas células do organismo. Quanto às gorduras, mobiliza os ácidos graxos do tecido adiposo e aumenta a concentração de ácidos graxos livres e a utilização da energia. Mediador da inflamação, promove o bloqueio da maioria dos fatores pró-inflamatórios e sua produção em excesso resulta na síndrome de Cushing.

Os andrógenos, produzidos na zona reticular, incluem a androstenediona e a desidroepiandrosterona e não promovem alterações fisiológicas que interferem no ato anestésico.

SÍNDROME DE CONN (HIPERALDOSTERONISMO PRIMÁRIO)

O quadro clínico clássico é um paciente jovem com hipertensão arterial grave e hipocalemia importante. O efeito direto da elevação dos níveis de aldosterona provoca maior perda urinária de potássio, com consequente hipocalemia, mas ela pode não estar presente.

No hiperaldosteronismo, observa-se a elevação da dosagem sérica de aldosterona (> 15 ng/dL^{-1}) e da relação entre aldosterona e atividade plasmática da renina (≥ 30). Para complementação diagnóstica, utiliza-se a tomografia.

A etiologia mais comum é a idiopática, decorrente de hiperplasia glandular que, na maioria das vezes, é bilateral, ou outra forma de hiperaldosteronismo é causada por um adenoma produtor de aldosterona, que geralmente é unilateral. O tratamento clínico é realizado com uso de antagonistas da aldosterona, como a espironolactona ou a eplerenona. A dose usual de início da espironolactona é de 12,5 a 25 mg/dia, com aumento baseado na necessidade clínica do paciente, até um máximo de 100 mg.

O tratamento cirúrgico é indicado na maioria dos casos em que se identifica um nódulo produtor de aldosterona, e, na última década, a via laparoscópica tem sido a técnica de escolha.

Deve-se realizar a avaliação pré-operatória com atenção às comorbidades do paciente, especialmente aquelas relacionadas com hipertensão de difícil controle (AVC, aterosclerose, coronariopatia).

CONSIDERAÇÕES ANESTÉSICAS

A avaliação pré-anestésica deve focar, principalmente, no controle da hipertensão e da hipocalemia, além de considerar outras patologias coexistentes.

A técnica anestésica tem pouco impacto nas alterações fisiológicas determinadas por essa doença, devendo-se lembrar que pacientes hipertensos comumente são hipovolêmicos e, por esse motivo, devemos hidratar bem os pacientes com Ringer-lactato.

A técnica anestésica utilizada em nossa instituição é a anestesia combinada (peridural em faixa com, no máximo, 10 mL de ropivacaína a 0,2% associada a 2 mg de morfina). A anestesia geral pode ser a que o anestesiologista tiver mais habilidade, lembrando sempre que na presença de hipocalemia os bloqueadores neuromusculares têm duração mais prolongada.

SÍNDROME DE CUSHING

A síndrome de Cushing é causada pelo excesso de secreção de glicocorticoide (cortisol) e é classificada como exógena ou endógena. Os sintomas dos dois tipos são semelhantes e a diferença está na sua origem.

A síndrome de Cushing exógena é comum em pacientes que utilizam drogas farmacologicamente semelhantes ao cortisol, por exemplo, a prednisona.

A síndrome de Cushing endógena é rara. Sua etiologia resulta de alterações nas glândulas adrenais ou na hipófise. A doença de Cushing ocorre quando a hipófise é responsável pela produção excessiva de ACTH. Com origem na adrenal, o responsável é sempre um tumor, normalmente benigno, que produz cortisol em excesso.

O *feedback* hipotálamo-hipófise-adrenal se perde na síndrome de Cushing e desencadeia perda do ritmo circadiano dos glicocorticoides, com aumento da produção do cortisol e hipercortisolismo.

Os sinais clínicos são: aumento de peso corpóreo, fadiga, fraqueza muscular, hipertensão arterial, depressão, disfunção cognitiva, estrias cutâneas, fragilidade capilar, diabetes, hirsutismo, acne e alterações menstruais. Pode haver desenvolvimento de síndrome metabólica, o que favorece o aparecimento de eventos cardiovasculares importantes. Em adultos, a atrofia muscular e as estrias podem ser achados diagnósticos importantes, enquanto em crianças o retardo no crescimento é mais frequente.

O diagnóstico da síndrome de Cushing é complicado pela baixa especificidade e alta prevalência dos sintomas clínicos. O diagnóstico inicial pode ser feito por dosagem de cortisol sérico, salivar, urinário e teste de supressão de cortisol com 1 mg de dexametasona.

CUIDADOS INTRAOPERATÓRIOS E TÉCNICA ANESTÉSICA

A técnica anestésica utilizada em nossa instituição é a mesma do hiperaldosteronismo primário com as particularidades descritas a seguir:

- A reposição de corticoide inicia-se na indução anestésica, com 100 mg de hidrocortisona por via venosa, pois quando se tem uma glândula hiperfuncionante geralmente a outra está suprimida. A reposição deve continuar no pós-operatório.
- Quando a origem do cortisol aumentado é via hipófise, não se utiliza o corticoide na indução anestésica.
- Cuidados especiais devem ser verificados no posicionamento desses pacientes, pois podem ter fraturas.

FEOCROMOCITOMA

O feocromocitoma é um tumor neuroendócrino de células cromafins produtor de catecolamina localizado na adrenal. Sua localização extra-adrenal é chamada paraganglioma.

O produtor de noradrenalina é o mais comum, porém, a adrenalina e a dopamina também podem estar presentes, uma vez que a maioria dos tumores é mista. A secreção de dopamina com níveis elevados de noradrenalina e baixos de adrenalina são características de tumores malignos.

QUADRO CLÍNICO E DIAGNÓSTICO

Os sinais e sintomas apresentados pelos pacientes portadores de feocromocitoma são desencadeados pela liberação de catecolaminas e decorrentes de mínimos estímulos, que podem ser paroxísticos ou constantes, por exemplo, a hipóxia.

Os sintomas clássicos são: cefaleia, sudorese e palpitação, mas podem não estar presentes em todos os pacientes; além disso, podem apresentar palidez, náuseas, perda de peso, cansaço, hipertensão arterial grave e hiperglicemia. Pode-se apresentar, também, de forma assintomática em até 8% dos casos. Os assintomáticos, frequentemente, são as formas familiares ou associados a tumores císticos grandes.

Em pacientes portadores de síndromes genéticas, a sintomatologia é mais tardia e, quando presente, deve ser investigada imediatamente.

O diagnóstico específico é realizado por meio de exames bioquímicos que avaliam a presença de catecolaminas e seus metabólitos no plasma ou na urina. A comprovação do diagnóstico se dá pela realização de exames de imagem, como tomografia computadorizada, ressonância magnética e o 131,123 I-MIBG (metaiodobenzilguanidina), que possui alta especificidade e sensibilidade para detectar feocromocitoma.

PREPARO PRÉ-OPERATÓRIO

Apresentam alterações cardiovasculares importantes em virtude do nível aumentado de catecolaminas circulantes, sendo a mais comum a hipertensão arterial de difícil controle, muitas vezes acompanhada de taquicardia. O aumento das catecolaminas circulantes em pacientes com cardiopatia prévia, principalmente insuficiência coronariana, pode levar à isquemia miocárdica.

Durante o preparo, deve-se avaliar a presença de hipotensão postural, que ocorre durante a liberação exagerada de catecolaminas na corrente sanguínea, ou pela hipovolemia, compensada pela estimulação α-adrenérgica prolongada.

O preparo pré-operatório visa ao controle da hipertensão arterial e o restabelecimento do volume circulante antes da intervenção cirúrgica para diminuir a resposta cardiocirculatória à liberação de catecolaminas durante a manipulação do tumor (em geral, 10 a 14 dias).

Esses pacientes apresentam alta morbimortalidade e alto risco anestésico.

FÁRMACOS UTILIZADOS NO PREPARO PRÉ-OPERATÓRIO

Alfabloqueadores

Em nossa instituição, os alfabloqueadores utilizados são o prazosin e a doxazozina, pois ambos são bloqueadores α1-seletivos e não têm atividade β.

Prazosin

A dose de prazosin deve ser titulada e aumentada diariamente até que se obtenha um bloqueio alfa-adrenérgico estável: manutenção da pressão arterial inferior a 160/90 por 24 horas com ausência de hipotensão postural. Geralmente, inicia-se com 1 mg/dia, aumentando de 1 em 1 mg por dia até que se consiga estabilizar, e a última dose deve ser dada 24 horas antes da cirurgia. Esse controle é obtido, geralmente, em um período de 10 a 14 dias e deve ser realizado durante o preparo pré-operatório.

Doxazosina

Alguns centros também têm utilizado a doxazosina, principalmente onde há baixa disponibilidade dos outros α-bloqueadores para controle pré-operatório. A doxazosina também é um alfa-bloqueador seletivo que não resulta em taquicardia, entretanto, por ser um antagonista competitivo, pode ser deslocado por altos níveis de catecolamina endógena. Tem meia-vida de 20 horas e inicia-se com 0,5 mg 1 vez ao dia, podendo chegar a 16 mg diários, sendo a última dose também 24 horas antes da cirurgia.

Bloqueador de canal de cálcio

Os bloqueadores de canal de cálcio têm sido utilizados no preparo pré-operatório de pacientes com feocromocitoma, pois eles inibem o transporte do cálcio no músculo liso. O mais utilizado é a nicardipina (40 a 60 mg/dia), por ser via oral e por sua eficácia no controle pressórico. Apresenta resultados similares aos α-bloqueadores, com menor incidência de hipotensão.

Betabloqueadores

Após a adequação do α-bloqueio e da volemia, a taquicardia e as arritmias podem ser controladas com antagonista β-adrenérgico. Entretanto, cuidado especial deve ser tomado para que ele não seja administrado antes do controle pressórico, pois há risco de crise hipertensiva grave. Esse quadro pode ser desencadeado, uma vez que ocorre uma vasoconstrição periférica na ausência da vasodilatação mediada pelo betabloqueio.

O betabloqueador propranolol está sendo substituído pelo atenolol por conta de sua longa duração. Lembrar que a retirada da β-estimulação de um paciente com cardiopatia grave pode desencadear edema agudo de pulmão.

CUIDADOS INTRAOPERATÓRIOS

A técnica cirúrgica de escolha para ressecção de feocromocitoma é a laparoscopia. Existem tempos importantes a se considerar: preparo pré-operatório, monitorização e a técnica anestésica propriamente dita.

PREPARO PRÉ-OPERATÓRIO

A visita pré-anestésica deve ser realizada na noite anterior ao procedimento. Fazer uma avaliação clínica minuciosa, esclarecer possíveis dúvidas e prescrever um ansiolítico para que não haja aumento da liberação de catecolaminas.

Não suspender medicações de uso habitual, pois elas são permitidas até o dia da cirurgia, com exceção do α-bloqueador, que deve ser utilizado até o dia anterior.

Recomenda-se o uso de benzodiazepínico de efeito residual longo como o diazepam na noite anterior, e 45 minutos antes de o paciente ser encaminhado ao centro cirúrgico, utiliza-se midazolam.

MONITORIZAÇÃO

Monitorização básica, oximetria de pulso, cardioscópio, PA não invasiva, temperatura e débito urinário, antes da realização do bloqueio do neuroeixo e da indução anestésica. A seguir, a monitorização invasiva como pressão arterial invasiva, pressão venosa central e outras técnicas que se façam necessárias em função do estado clínico do paciente.

A escolha da técnica anestésica é um fator muito importante quando se estuda a morbimortalidade dessa doença. A instabilidade hemodinâmica durante o procedimento está diretamente relacionada com a morbimortalidade desses pacientes, portanto, a monitorização adequada é fundamental para o tratamento das crises de instabilidade. A monitorização invasiva é necessária para tratamento da hipertensão e arritmias durante a manipulação da glândula e para o controle da hipotensão após a ligadura da veia. Deve-se avaliar a glicemia desses pacientes no intra e no pós-operatório imediato. A hipoglicemia ocorre tanto no intra quanto no pós-operatório e deve ser monitorizada.

TÉCNICA ANESTÉSICA

A escolha deve valorizar situações de risco aumentado como: medo, estresse, dor, tremor, hipóxia, liberação de histamina, intubação traqueal, efeitos colaterais das medicações e a manipulação do tumor, que aumentam a liberação de catecolaminas.

Fármacos com efeito vagolítico ou simpaticomimético, como atropina, pancurônio e cetamina, que potencializam os efeitos cronotrópicos da adrenalina ou que aumentam a concentração plasmática de catecolaminas, devem ser evitados. A succinilcolina deve ser evitada pelos seus efeitos autonômicos e pela compressão mecânica do tumor pelas decorrentes das fasciculações.

É importante levar em consideração as principais causas de instabilidade hemodinâmica durante a cirurgia e todos os estímulos que podem desencadear a liberação de adrenalina e noradrenalina na escolha da técnica anestésica:

1. Estímulo ao deitar na mesa cirúrgica.
2. Realizar bloqueio do neuroeixo com o paciente bem sedado.
3. Indução anestésica e intubação traqueal.
4. Insuflação do pneumoperitônio.
5. Manipulação do tumor.
6. Alteração de pressão após a ligadura da veia.

Anestesia peridural associada à anestesia geral é a técnica utilizada em nossa instituição. O bloqueio da atividade simpática tem duas funções:

1. Diminuir a liberação de catecolaminas durante o ato cirúrgico, principalmente na manipulação da glândula.
2. Fazer analgesia no intra e no pós-operatório via neuroeixo.

Só o bloqueio regional não é suficiente para controlar a liberação de catecolaminas durante a manipulação do tumor. A anestesia peridural deve ser realizada com um volume de até 10 mL para se realizar um bloqueio em faixa e, assim, a vasodilatação periférica é menos intensa, com estabilidade hemodinâmica. Podem ser utilizados 10 mL de ropivacaína a 0,2%, associados a 2 mg de morfina em punção única e o bloqueio contínuo deve ser utilizado quando o tumor é muito grande e a cirurgia for aberta ou houver a possibilidade de converter.

A anestesia geral pode ser inalatória ou venosa. Os agentes inalatórios são considerados muito seguros, com exceção do halotano, que pode sensibilizar o miocárdio às catecolaminas, desencadeando arritmias. Os efeitos vasodilatadores do isoflurano e do sevoflurano podem ser benéficos nesses pacientes, uma vez que eles, pela própria doença, são considerados "vasoconstritos".

O fármaco mais utilizado na indução anestésica é o propofol, no entanto, cada anestesiologista deve utilizar o que está mais familiarizado. Evitar a cetamina, que, por sua ação simpaticomimética, pode aumentar a liberação de catecolaminas.

O tipo de opioide e bloqueador neuromuscular deve ser de livre escolha do anestesiologista. O atracúrio deve ser evitado por conta da liberação de histamina.

CUIDADOS INTRAOPERATÓRIOS

Hipertensão arterial

A hipertensão grave pode ocorrer abruptamente durante o procedimento, principalmente na indução anestésica, intubação traqueal, insuflação do pneumoperitônio e manipulação do tumor, e o aumento da pressão arterial é súbito.

A hipertensão pode vir acompanhada de taquicardia, particularmente em pacientes que não utilizaram betabloqueadores no pré-operatório. Pode ser observada na intubação traqueal, na insuflação do pneumoperitônio e no posicionamento.

Os fármacos utilizados nessa situação são:

- Nitroprussiato de sódio: potente vasodilatador que produz a liberação de óxido nítrico; apresenta como principal vantagem o rápido início de ação e curta duração, e deve ser utilizado em infusão contínua.
- Sulfato de magnésio: tem se destacado recentemente no manejo intraoperatório de pacientes com feocromocitoma. Por sua ação nos canais de cálcio, é capaz de bloquear a liberação de catecolaminas,

uma vez que o cálcio é necessário à sua exocitose pelas terminações neuronais na medula da adrenal. O magnésio também apresenta efeito vasodilatador e antiarrítmico, motivo pelo qual é utilizado com sucesso em pacientes com feocromocitoma.

O uso de sulfato de magnésio no intraoperatório é em *bolus* de 40-60 µg/kg^{-1} antes da intubação traqueal, seguido pela infusão contínua de 2 g/h^{-1}.

Hipotensão arterial

Após a ligadura da veia renal, há uma queda abrupta da atividade simpática, desencadeando hipotensão arterial grave, principalmente em pacientes que não estavam adequadamente α-bloqueados antes do procedimento cirúrgico e, portanto, hipovolêmicos.

O uso de fármacos vasoconstritores pode ser necessário por algumas horas ou por alguns dias após a retirada da glândula. O fármaco mais utilizado é a norepinefrina, administrada sob infusão contínua. O paciente previamente alfa-bloqueado tem necessidade reduzida de vasoconstritores no pós-operatório e a infusão de volume no intraoperatório também colabora para reversão do quadro.

Preconiza-se hidratar esses pacientes com 10 a 15 mL/kg^{-1}. Com isso, as condições hemodinâmicas desses pacientes apresentam-se mais estáveis. A hidratação utilizada deve ser de, no mínimo, 10 mL/kg^{-1} por hora, e a reposição do jejum é realizada rapidamente antes de insuflar o pneumoperitônio com o propósito de evitar alterações hemodinâmicas na insuflação e no posicionamento.

Disritmias

As taquiarritmias devem ser controladas com β-bloqueadores. O mais utilizado é o atenolol, uma vez que causa menor incidência de hipoglicemia no pós-operatório. O uso de beta-bloqueadores seletivos é recomendado, uma vez que podem prejudicar a produção hepática de glicose e a secreção de glucagon.

No intraoperatório, o mais indicado é um beta-bloqueador de curta duração. A utilização de esmolol de 0,5 a 1,0 mg/kg^{-1} em dose única está bem indicada, e se for necessário repetir, deve-se utilizar a metade da dose. Não administrar próximo ao clampeamento da veia.

Considerando-se que o beta-bloqueio pode agravar a disfunção miocárdica preexistente, na ocorrência de arritmias supraventriculares, a amiodarona é o fármaco de escolha e, na presença de batimentos ventriculares ectópicos, a lidocaína na dose de 1 mg/kg^{-1}.

CUIDADOS PÓS-OPERATÓRIOS

Os pacientes submetidos à ressecção de feocromocitoma devem ser encaminhados à UTI, pois podem apresentar episódios hipertensivos, hipotensivos e hipoglicêmicos. A alta frequência de hipotensão no PO imediato pode ser explicada por:

1. Ligadura da veia da adrenal e diminuição abrupta da liberação de catecolaminas.
2. Efeitos residuais do preparo pré-operatório com bloqueadores α-adrenérgicos.
3. Eventualmente, uma complicação como sangramento.

Nos primeiros dias, 50% dos pacientes permanecem hipertensos, uma vez que o nível de catecolaminas circulantes demora de 7 a 10 dias para se estabilizar. Em média, 30% dos pacientes continuam hipertensos.

A hipoglicemia é descrita no pós-operatório imediato, mas sua fisiopatologia ainda não está bem definida. Admite-se que o aumento dos níveis de insulina após a ressecção do tumor seja um dos fatores, uma vez que a supressão das células β do pâncreas deixa de ser efetiva, ocorrendo hipoglicemia.

SITUAÇÕES ESPECIAIS

O feocromocitoma durante a gravidez aumenta em 40% a mortalidade materna e em 56% a mortalidade fetal. O diagnóstico durante a gestação é difícil, uma vez que pode ser confundido com outras doenças, como pré-eclâmpsia e miocardiopatias.

BIBLIOGRAFIA

Soares I, Rossini R, Vane M. Anestesia no sistema endócrino. In: Bagatin A, Cangiani LM, Carneiro AF, Nunes R. Bases do ensino da anestesiologia; 2016; 37:818-37.

Mulatero P, Stowasser M, Loh KC, Fardella CE, Gordon RD, Mosso L et al. Increased diagnosis of primary aldosteronismo, including surgically correctable forms, in centers from five continents. J Clin Endocrinol Metabol 2004; 89:1045-50.

Tanno FY, Srougi V, Almeida MQ, Yamauchi FI , Coelho FMA, Nishi MY et al. A new insight into the surgical treatmeant of primary macronodular adrenal hyperplasia. J Endocr Soc 2020 Jul 22;4(8)bvaa083.

Petenuci J, Guimarães A, Benedetti AFF et al. MON-218 Clinical and Genetic Aspects of Pediatric Pheochromocytomas and Paragangliomas. J Endocr Soc 2020 Apr-May;4 (Suppl): MON-218.

Soares S, Mizumoto N, Rossini R. Avaliação do sistema endócrino. In: Cangiani LM, Carmona MJC, Torres MLA et al. Tratado de Anestesiologia SAESP; 2021.

Lyman DJ. Paroxysmal hypertension, pheochromocytoma and pregnancy. J Am Board Fam Pract 2002;15:153-8.

Soares S, Vane MF. Anestesia para adrenalectomia. In: Cangiani LM et al. Tratado de anestesiologia. 9. ed. v. I; Rio de Janeiro: Editora Atheneu, 2021.

CAPÍTULO 9

Anestesia para Pacientes Intersexo

Renato Ferrer Santiago
Raiza Luna Peixoto

O termo transgênero é utilizado para descrever pessoas que se identificam com um gênero discordante do sexo de seu nascimento.[1] Estudos recentes estimam que cerca 25 milhões de pessoas (0,5% a 1,3%) se reconheçam como *trans* no mundo.[2]

O médico anestesiologista precisa estar atento às particularidades desses pacientes para garantir um cuidado acolhedor com bom desfecho perioperatório, assim como deve estar integrado a uma equipe multidisciplinar composta por cirurgiões, enfermeiros, psicólogos, psiquiatras e endocrinologistas, todos com experiência no trato com essa população.

TERMINOLOGIA DE GÊNERO

Para entender o termo transgênero, é necessário reconhecer que embora frequentemente sejam utilizados como sinônimos, sexo e gênero são coisas distintas. Sexo refere-se às características físicas (hormônios, cromossomos, órgãos reprodutores) usadas para designar pessoas como do sexo masculino, feminino ou intersexo ao nascimento. Por sua vez, gênero é mais difícil de definir e comumente descreve aspectos comportamentais, culturais e sociais do ser. A cultura ocidental, na maioria das vezes, descreve gênero como um sistema binário homem/mulher, porém, a visão vem se tornando mais inclusiva, sendo gênero um *continuum* entre masculino e feminino que admite um espectro amplo entre transgênero, gênero fluido, agênero, não binário, gênero diverso, entre outros.[3,4] Alguns transgênero desenvolvem disforia de gênero, que se refere à angústia em experimentar uma incongruência entre gênero e sexo.

Fundamental para estabelecer uma boa relação médico-paciente é respeitar o gênero com o qual o paciente se reconhece. Mulher transexual é uma pessoa que nasceu com com sexo biológico masculino, mas se identifica com o sexo feminino. Já o homem transexual, nasceu com características biológicas femininas, porém, se reconhece como homem. O intersexo ocorre quando não há a possibilidade de classificar o indivíduo quanto ao sexo (como ocorre na genitália ambígua e em algumas síndromes cromossômicas). Tratá-los com o pronome adequado com o qual se identificam é primordial para estabelecer um vínculo de confiança com esses pacientes.

Historicamente, as pessoas trans enfrentam discriminação na escola e sociedade, abuso, violência sexual, condições de vida insalubres e a perda de direitos que deveriam ser garantidos a qualquer cidadão.

TERAPIAS DE TRANSIÇÃO DE GÊNERO

Os procedimentos cirúrgicos de transição de gênero são vários, relacionados com genitália externa e interna ou extragenitais. É importante ressaltar que cada indivíduo tem seu processo de transição próprio, que inclui ou não todos os procedimentos. Muitos homens trans, por exemplo, optam por não retirar o útero e o ovário, o que possibilita a manutenção de sua vida reprodutiva.[5]

O processo de transição mulher-homem pode compreender a mastectomia bilateral, a substituição da genitália externa feminina pela masculina com a faloplastia e a escrotoplastia, a implementação de próteses testiculares e cirurgias para alteração da voz. Já a transição homem-mulher inclui o uso de próteses de silicone nas mamas, a substituição da genitália externa masculina pela feminina com vaginoplastia, clitoroplastia e vulvoplastia, além da redução da cartilagem tireoide e cirurgias de adaptação vocal.[5] Em ambos os casos, ainda existem as cirurgias craniofaciais de feminização ou masculinização que trazem importantes considerações anestésicas e na avaliação pré-anestésica.

É importante que o anestesiologista esteja familiarizado com a terapia hormonal (TH) utilizada por pacientes em transição, pois isso pode influenciar no cuidado perioperatório.

O objetivo da terapia hormonal feminilizante é desenvolver as características femininas sexuais secundárias e suprimir as masculinas. Consiste, geralmente, em antagonistas de testosterona associados a estrogênios, que estão disponíveis na via oral, parenteral ou sob a forma de adesivo transdérmico. Os inibidores androgênicos utilizados incluem a espironolactona, os inibidores da 5-alfarredutase (como a finasterida) e os liberadores de gonadotrofina como a goserrelina e a leuprorrelina. A maioria das mudanças físicas pode ser observada no curso de 2 anos de tratamento, a depender da dose, da rotina de administração e das medicações utilizadas.[6-8]

É preciso estar atento ao maior risco de tromboembolismo venoso nessas pacientes, além de alterações no perfil lipídico, maior incidência de náuseas e vômitos pós-operatórios e enxaqueca.[9,10] Algumas vezes, a equipe cirúrgica – em conjunto com a endocrinologia – pode optar pela suspensão da terapia hormonal 1 mês antes do ato operatório, o que pode levar a fogachos e mudanças de humor significativas.[11]

A terapia hormonal masculinizante consiste, basicamente, na suplementação de testosterona, que pode ser sob a forma de adesivos transdérmicos ou com reposição parenteral.[7,8] Esses pacientes apresentam risco aumentado de doença hepática e de câncer de mama e endométrio.[12]

A descontinuação do tratamento hormonal por longos períodos pode resultar em retorno das características sexuais secundárias originais do nascimento. O retorno das medicações, portanto, deve ser o mais precoce possível após o ato cirúrgico.

AVALIAÇÃO PRÉ-ANESTÉSICA

Propiciar um ambiente acolhedor e desprovido de julgamentos culturais é ponto-chave no início da abordagem do paciente *trans*.

A anamnese deve incluir o histórico de transição do paciente, o uso de terapia hormonal, a busca ativa pelo tabagismo (principalmente em mulheres trans, nas quais o risco de tromboembolismo venoso é maior) e o histórico cirúrgico prévio. Pacientes que foram submetidos a implantes de silicone (ou outras substâncias) em ambientes sem licença médica apresentam risco maior de sepse, síndrome respiratória aguda, embolia, pneumonite por hipersensibilidade e hipercalcemia.[13]

O manejo de via aérea pode ser mais difícil em pacientes que se submeteram a cirurgias para alteração de fonação, pois esses podem resultar em paralisia de pregas vocais ou estenose traqueal.[14] Outro ponto que merece ser lembrado é que alguns pacientes no processo de feminilização podem optar por realizar cirurgias em queixo e mandíbula, o que pode ser um fator de dificuldade para acoplar a máscara facial em casos que necessitem de ventilação com pressão positiva.[15]

Os exames laboratoriais pré-operatórios devem ser guiados pela história clínica, exame físico e comorbidades. A terapia hormonal utilizada para pacientes em transição diminuem a hemoglobina, o hematócrito e os níveis séricos de creatinina em mulheres trans e aumentam esses níveis em homens trans. Além disso, as mulheres trans podem apresentar diminuição no cálcio, albumina e fosfatase alcalina, enquanto os homens trans podem apresentar aumento nos triglicerídeos e diminuição do colesterol LDL. Essa variação põe o anestesista numa situação de perda de referencial. Um consenso admite que, após 6 meses de terapia hormonal, os resultados devem ser comparados ao similar cisgênero, ou seja, homens trans comparados com sexo biológico masculino e mulheres trans comparadas com sexo biológico feminino. Cabe dizer que há uma variabilidade entre esses resultados, que deve ser analisado caso a caso.[16]

É importante lembrar que o beta-hCG deve estar incluído na rotina pré-operatória dos homens trans que mantiveram seus órgãos reprodutivos intactos. A prevalência do HIV em mulheres trans é cerca de 30 vezes maior do que a população geral. Esse fator deve ser considerado para a realização de exames de triagem no pré-operatório.[17]

O risco cardiovascular está aumentado em pacientes trans em uso de terapia hormonal, principalmente pelo aumento da pressão arterial sistêmica, aumento da resistência periférica de insulina e alterações no perfil lipídico. Estudos recentes da American Heart Association evidenciaram que homens trans em uso de TH apresentaram risco duas vezes maior de infarto agudo do miocárdio em relação a homens cis e quatro vezes maior em relação a mulheres cis. Mulheres trans tiveram risco duas vezes maior em relação a mulheres cis, sem diferença estatística em relação a homens cis.[18]

INTRAOPERATÓRIO

Considerações gerais

O cuidado intraoperatório ao paciente transgênero requer considerações especificas envolvendo aspectos farmacológicos, psicológicos, fisiológicos e anatômicos. O anestesiologista responsável deve estar familiarizado com esses aspectos para traçar um plano anestésico seguro. O *staff* do ambiente operatório deve ser informado sobre como o paciente vai ser tratado, nome e pronome, e essa conduta deve ser mantida no intraoperatório. Um esforço deve ser feito para a manutenção da privacidade do paciente, minimizando o trânsito e a rotação de pessoas dentro da sala, especialmente em cirurgias envolvendo a genitália ou mama.

Considerações anatômicas

Pacientes transgênero previamente submetidos a cirurgias que envolvam a uretra podem necessitar de cateter de sondagem vesical de calibre menor que o usual. Em algumas circunstâncias, um urologista experiente pode ser necessário.

Mulheres transgênero podem fazer laringoplastia e/ou condroplastia para alterar o timbre da voz. Esses procedimentos podem resultar em dano de corda vocal, redução da luz da traqueia e disfagia.[14] Esses detalhes importantes podem afetar o procedimento de intubação e extubação.

Técnica anestésica

Assim como a gama de procedimentos genitais e extragenitais é imensa, é também enorme a possibilidade de técnicas anestésicas.

A medicação pré-anestésica ansiolítica e amnésica é, sem dúvida, uma necessidade nesses pacientes para diminuir a possibilidade de sofrimento e angústia na chegada ao centro cirúrgico. A droga mais utilizada é o midazolam na dose 0,05 a 0,1 mg/kg por via IM ou oral, minutos antes da saída da unidade de internação. Se o paciente já está habituado a alguma medicação ansiolítica ou antidistônica, como o zolpidem ou a quetiapiana, essas podem ser consideradas nas doses habituais de uso.

Para procedimentos OTR de alteração do tom da voz, muitas vezes é requerida sedação consciente com dexmedetomidina (dose de ataque e manutenção) ou propofol em infusão contínua (dose-alvo controlada baixa) associados a baixas doses de opioides intermitentes, como fentanil, ou contínuo, como remifentanil.

Procedimentos craniofaciais são realizados com anestesia geral TIVA ou balanceada, preferencialmente associados a bloqueios de face, escalpe e nariz para reduzir o consumo de drogas no intraoperatório, bem como para garantir analgesia no pós-operatório imediato. Por uma questão ergonômica, a monitorização da profundidade anestésica com o BIS é bastante prejudicada nesses casos.

Em procedimentos em mamas ou lipoaspiração, a combinação de anestesia geral (TIVA ou balanceada) com bloqueios periféricos ou neuroaxiais se constitui em excelentes escolhas. Nesses casos, a monitorização habitual com cardioscopia, oximetria de pulso, capnografia, temperatura esofágica e PANI podem ser associados a BIS para consumo de menor quantidade de drogas e despertar previsível.

Procedimentos genitais dos mais diversos também comportam muitas possibilidades anestésicas. A anestesia geral (TIVA ou balanceada) associada a bloqueio neuroaxial fornece boa analgesia pós-operatória. A monitorização segue o padrão descrito anteriormente.

É importante lembrar sobre o uso de manta térmica superior, inferior ou *under body*, a depender do procedimento cirúrgico, além da infusão de líquidos aquecidos para prevenção de perda de calor e hipotermia perioperatória.

Drogas anestésicas

Não há interações medicamentosas documentadas em literatura entre os anestésicos e os hormônios utilizados na terapia hormonal de transição. Vale ressaltar que pacientes em terapia antirretroviral podem ter a indução do sistema do citocromo P450, com uma possível variação nas doses anestésicas requeridas.[19]

O bloqueio neuromuscular com succinilcolina pode ser prolongado em mulheres trans, já que níveis elevados de estrogênio podem diminuir a atividade da pseudocolinesterase. Dessa forma, a monitorização de bloqueio neuromuscular deve ser estimulada quando disponível no serviço.[20]

Outro ponto que merece destaque é que pode haver diminuição da albumina e da alfa[1]-glicoproteína ácida, mediada pelo aumento do estrogênio circulante. O uso de anestésicos locais deve ser cauteloso no perioperatório, já que haverá aumento da droga livre circulante. Doses menores podem ser requeridas para evitar a toxicidade anestésica.[21]

PÓS-OPERATÓRIO

O período pós-operatório pode ser desafiador pela possibilidade de o paciente vivenciar dor pós-operatória, ansiedade, depressão e síndrome de abstinência. A unidade de recuperação pós-anestésica é, em geral, um local barulhento com grande trânsito de pessoas e com limitada privacidade.[22]

No pós-operatório os pacientes devem ser encaminhados para enfermarias que respeitem a sua identidade de gênero. Uma abordagem multiprofissional com enfoque ao apoio psicológico deve ser estimulada, visto que os índices de depressão e ansiedade são substancialmente maiores nessa população.[23]

O manejo da dor pós-operatória deve ser primordial. Alguns fatores que parecem influenciar são: depressão, ansiedade, osteoporose induzida pelo tratamento hormonal e múltiplas cirurgias prévias. O enfoque terapêutico multimodal, incluindo terapias não farmacológicas deve ser encorajado, ao passo que o risco de abuso de opioides nesse grupo de pacientes não deve ser minimizado.

A presença cada vez maior de pacientes transgênero no ambiente hospitalar, cirúrgico ou não, torna necessário um treinamento adequado dos profissionais de saúde desde a graduação para conseguir prover cuidado médico e psicológico a essa população que sofre com o estigma social. O anestesista é parte primordial desse cuidado.

REFERÊNCIAS

1. Meerwijk EL, Sevelius JM. Transgender population size in the United States: a meta-regression of population-based probability samples. Am J Public Health. 2017;107:e1e8.
2. Winter S, Diamond M, Green J, Karasic D, Reed T, Whittle S et al. Transgender people: health at the margins of society. Lancet. 2016;388 (10042):390-400.
3. Hunt S. An introduction to the health of two-spirit people: historical, contemporary and emergent issues prince. George, BC: National Collaborating Centre for Aboriginal Health; 2016.
4. Semenyna SW, VanderLaan DP, Vasey PL. Birth order and recalled childhood gender nonconformity in Samoan men and fa'afafine. Dev Psychobiol. 2017;59:338-47.
5. Berli JU, Knudson G, Fraser L, Tangpricha V, Ettner R, Ettner FM et al. What surgeons need to know about gender confirmation surgery when providing care for transgender individuals: a review. JAMA Surg. 2017;152(4):394-400.

6. Deutsch MB. Guidelines for the primary and gender-affirming care of transgender and gender nonbinary people. UCSF Center of Excellence for Transgender Health 2016.
7. Hembree WC, Cohen-Kettenis P, Delemarre-van de Waal HA, Gooren LJ, Meyer WJ, Spack NP et al. Endocrine Society. Endocrine treatment of transsexual persons: an Endocrine Society Clinical Practice Guideline. J Clin Endocrinol Metab 2009 Sep;94(4)3132-54.
8. Bishop BM. Pharmacotherapy considerations in the management of transgender patients: a brief review. Pharmacotherapy. 2015;35:1130-9.
9. Weinand JD, Safer JD. Hormone therapy in transgender adults is safe with provider supervision: a review of hormone therapy sequelae for transgender individuals. J Clin Transl Endocrinol. 2015;2:55-60.
10. Coleman E, Bockting W, Botzer M, Cohen-Kettenis P, DeCuypere G, Feldman J et al. Standards of care for the health of transsexual, transgender, and gendernonconforming people, version 7. Int J Transgend. 2012;13(4).
11. Lawrence AA. Patient-reported complications and functional outcomes of male-to-female sex reassignment surgery. Arch Sex Behav. 2006;35:717-27.
12. Chan W, Drummond A, Kelly M. Deep vein thrombosis in a transgender woman. CMAJ. 2017;189:E502-E504.
13. Clark RF, Cantrell FL, Pacal A, Chen W, Betten DP. Subcutaneous silicone injection leading to multi-system organ failure. Clin Toxicol (Phila). 2008 Nov.;46(9):834-7.
14. Goddard JC, Vickery RM, Qureshi A, Summerton DJ, Khoosal D, Terry TR. Feminizing genitoplasty in adult transsexuals: early and long-term surgical results. BJU Int. 2007;100:607-13.
15. Deschamps-Braly JC. Approach to feminization surgery and facial masculinization surgery: a esthetic goals and principles of management. J Craniofac Surg (5) 2019;30:1352-8.
16. Goldstein Z, Corneil TA, Greene DN. When gender identity doesn't equal sex recorded at birth: the role of the laboratory in providing effective healthcare to the transgender community. Clin Chem. 2017;63:1342-52.
17. Shaikh S, Mburu G, Arumugam V. Empowering communities and strengthening systems to improve transgender health: outcomes from the Pehchan programme in India. J Int AIDS Society. 2016;19:20809-13.
18. Alzahrani T, Nguyen T, Ryan A, Dwairy A, McCaffrey J, Yunus R et al. Cardiovascular disease risk factors and myocardial infarction in the transgender population. Circ Cardiovasc Qual Outcomes. 2019;12:e005597.

19. Prout J, Agarwal B. Anaesthesia and critical care for patients with HIV infection. Contin Educ Anaesth Crit Care Pain. 2005;5:153e6.
20. Robertson GS. Serum protein and cholinesterase changes in association with contraceptive pills. Lancet. 1967;1:232e5.
21. Tsen LC, Arthur GR, Datta S, Hornstein MD, Bader AM. Estrogen-induced changes in protein binding of bupivacaine during in vitro fertilization. Anesthesiology. 1997;87:879e83.
22. Tollinche LE, Walters CB, Radix A, Long M. The perioperative care of the transgender patient. Anesth Analg. 2018;127:359-66.
23. Bockting WO, Miner MH, Swinburne Romine RE, Hamilton A, Coleman E. Stigma, mental health, and resilience in an online sample of the US transgender population. Am J Public Health. 2013;103:943-51.

CAPÍTULO 10

Anestesia para Biópsia de Próstata

Ricardo Antonio Guimarães Barbosa

INTRODUÇÃO

Biópsia de próstata é o procedimento de escolha para o diagnóstico de câncer de próstata. Esse procedimento, habitualmente, causa dor e desconforto para o paciente em dois momentos: inicialmente, na inserção da sonda e sua manipulação pelo canal anal, bem como na manipulação da agulha na retirada dos fragmentos para a biópsia.

A inervação da próstata consiste em fibras parassimpáticas com origem nos nervos esplâncnicos pélvicos (S2 a S4) e por fibras simpáticas dos plexos hipogástricos inferiores.

Dessa forma, realizar o exame com hipnose e analgesia permite a coleta de maior número de amostras, maior conforto e tolerância do paciente, com maior índice de sucesso do exame. Contudo, não há consenso na literatura quanto à melhor técnica anestésica a ser realizada.

INDICAÇÕES

A indicação para biópsia de próstata deve-se a nódulos prostáticos identificados no toque retal, níveis elevados de antígeno prostático específico (PSA), habitualmente acima de 4 ng/mL, ou PSA acima de 2,5 ng/mL em pacientes com até 55 anos, densidade de PSA acima de 0,15 ng/mL ou velocidade de PSA superior a 0,75 ng/mL/ano ou, ainda, anormalidades observadas na ultrassonografia transretal e na ressonância magnética.

CONTRAINDICAÇÕES

As contraindicações para biópsia de próstata consistem em coagulopatias e tratamentos farmacológicos com antiplaquetários ou anticoagulantes e infecção urinária. Nesses casos, deve-se avaliar a possibilidade de suspensão da medicação ou avaliação de risco-benefício, quanto a risco de sangramento e necessidade de realizar o exame solicitado.

Se houver infecção ativa de trato urinário, essa deve ser tratada antes de realizar o exame, com posterior urocultura para confirmação do tratamento.

AVALIAÇÃO PRÉ-ANESTÉSICA

Os pacientes a serem submetidos à biopsia de próstata guiada por ultrassom muitas vezes são pacientes idosos com patologias associadas a diabetes, hipertensão arterial e coronariopatias e são avaliados conforme as patologias associadas. Todos os pacientes devem fazer exame de coagulograma (TP, TTPA e INR) e contagem de plaquetas antes do procedimento.

Caso o paciente faça algum tratamento com medicação anticoagulante ou antiplaquetária, ele deve ser suspenso antes do procedimento, de acordo com a orientação do hematologista e/ou cardiologista.

MONITORIZAÇÃO

Eletrocardiografia contínua, oximetria de pulso, pressão arterial não invasiva e capnografia.

ACESSOS VASCULARES

Acesso venoso periférico.

TÉCNICA ANESTÉSICA

Não há consenso em relação à melhor técnica anestésica para esse procedimento. O objetivo da anestesia é controlar a dor, o desconforto e a ansiedade do paciente, permitindo melhor efetividade do exame. As principais opções consistem em anestesia geral, utilizando-se propofol associado a fentanil intravenoso, mais bloqueio de nervo prostático (realizado pelo médico radiologista que realiza a biópsia, guiado por ultrassonografia).

Indução e manutenção da anestesia

Para pacientes que serão submetidos à anestesia geral, podemos utilizar propofol na dose inicial de 1 a 1,5 mg/kg com dose suplementar de propofol, conforme necessário, associado a bloqueio de plexo prostático realizado pelo médico radiologista que realiza o procedimento com lidocaína 1% sem adrenalina na dose de 60 mg, ou ropivacaína 0,75% sem adrenalina na dose de 45 mg.

Para pacientes submetidos apenas à sedação, utilizar propofol na dose inicial de 1 a 1,5 mg/kg com dose suplementar de propofol, conforme necessário, associado a fentanil 0,5 µg/kg.

COMPLICAÇÕES

- Imediatas: sangramento retal, hematúria, episódios vasovagais, depressão respiratória secundária a opioide intravenoso, dor e retenção urinária.
- Tardias: febre, hematospermia, disúria persistente, infecção, prostatite aguda, sangramento e sepse.

BIBLIOGRAFIA

Barbosa RAG, Silva CD, Torniziello MYK, Cerri LMO, Carmona MJC. Estudo comparativo entre três técnicas de anestesia geral para biópsia de próstata dirigida por ultrassonografia transretal. Rev Bras Anestesiol [on-line]. 2010;60(5):457-65.

Heidenreich A, Bastian PJ, Bellmunt J, Bolla M, Joniau S, van der Kwast T et al. EAU guidelines on prostate cancer. Part 1: Screening, diagnosis, and local treatment with curative intent-update 2013. Eur Urol. 2014;65:124-37.

Machado MT, Aragão AJ, Rodrigues AO, Wroclawski ER. Periprostatic local anesthesia in transrectal ultrasound-guided prostate biopsy: Is it possible to improve pain tolerance? Int Braz J Urol. 2002;28:323-9.

CAPÍTULO 11

Anestesia para Reprodução Humana Assistida

Domingos Dias Cicarelli

INTRODUÇÃO

A prevalência de infertilidade é elevada em países em desenvolvimento como o Brasil. A melhoria das técnicas e o desenvolvimento de novas medicações para a hiperestimulação dos ovários aumentou as chances de gravidez em casais inférteis. Dessa forma, percebemos que têm aumentado muito os procedimentos relacionados às técnicas de fertilização *in vitro* e, dentre eles, a anestesia para captação de folículos ovarianos tornou-se muito frequente, bem como a anestesia para captação de espermatozoides.

A punção folicular guiada por ultrassonografia é sempre realizada em ambiente estéril, normalmente uma sala de centro cirúrgico seguindo resoluções da ANVISA (RDC 50/2002) e CFM (1886/2008), aproximadamente 34 a 36 horas após a paciente ter ingerido a medicação estimuladora ovariana. Dessa forma, pela limitação de horário, as pacientes devem ser avaliadas em ambulatório de pré-anestésico e previamente liberadas para cirurgia ou encaminhadas para especialistas quando tiverem doenças que necessitem de avaliação prévia.[1] Também devem ser orientadas quanto ao jejum necessário para a realização do procedimento anestésico e a necessidade de acompanhante no momento da alta hospitalar.[1]

MONITORIZAÇÃO

Todos os pacientes devem ser monitorizados com eletrocardioscopia contínua, oximetria de pulso e aparelho de medida de pressão arterial não invasiva, além do acesso venoso com dispositivo intravenoso de teflon de pequeno calibre (20 a 22 *gauge*), e também de capnografia, caso seja realizada anestesia geral. A medida de temperatura torna-se pouco importante dada a curta duração dos procedimentos.

TÉCNICAS ANESTÉSICAS

No caso das pacientes a serem submetidas à aspiração folicular por punção, a técnica anestésica mais utilizada é a sedação por conta do estímulo do procedimento ser pouco doloroso e de duração curta.[2] Outras técnicas como raquianestesia ou peridural também podem ser utilizadas, mas pela curta duração do procedimento, a técnica de preferência é a sedação.[1] Normalmente, os anestésicos mais utilizados são fentanil/alfentanil associado ao propofol em *bolus* intravenoso. As doses de fentanil variam de 50 a 100 mcg em *bolus* (opção de alfentanil 500 a 1.000 mcg) e propofol 30 a 50 mg em *bolus*.[3] Normalmente, durante a sedação, mantemos as pacientes com cateter nasal de oxigênio 3 litros/minuto. Caso a opção seja por maiores doses de propofol em *bolus* (100 a 150 mg), recomendamos a ventilação manual com máscara facial até que a paciente assuma frequência e amplitude respiratórias adequadas. Como medicações adjuvantes, utilizamos injeções intravenosas de dipirona 1 a 2 g, ondansetrona 4 mg ou dimenidrinato 30 mg, escopolamina 20 mg. Mostrou-se interessante a administração de antiespasmódicos, pois a principal queixa das pacientes no pós-operatório imediato é a presença de cólicas. Em virtude de o estímulo álgico desse procedimento ser decorrente de punção realizada com agulha acoplada ao ultrassom transvaginal e, na maioria das vezes, ser uma punção para cada ovário, totalizando duas punções, muitos anestesiologistas optam pela utilização somente do propofol em *bolus* intravenoso sem a associação de opioides.

Alguns autores avaliaram as várias técnicas de sedação para esse procedimento, sendo que Kwan *et al.*[4,5] avaliaram 21 estudos randomizados e controlados sem encontrarem superioridade de nenhuma das técnicas descritas. As técnicas avaliadas nessa revisão foram: sedação consciente e analgesia, anestesia geral, acupuntura, sedação com bloqueio paravertebral e sedação consciente controlada pela paciente. Segundo os autores, apesar de não encontrarem superioridade de nenhuma das técnicas, as evidências foram de baixa qualidade em razão do tamanho das amostras serem pequenos. Em outra revisão, o mesmo grupo de autores descreve as técnicas mais frequentemente utilizadas para esse procedimento: bomba de PCA (*patient controlled analgesia*) com fentanil, bomba de PCA com fentanil e propofol, sedação com meperidina, sedação com fentanil e midazolam, bomba de PCA com alfentanil, bomba de PCA com propofol.

Lier *et al.*[6] compararam duas técnicas de anestesia para esse procedimento: um grupo recebeu bomba de PCA com remifentanil 0,05 mcg/kg/minuto com possibilidade de autoadministração de 0,5 mcg/kg em *bolus* com intervalo mínimo de 3 minutos, tendo recebido diclofenaco 50 mg via retal, 30 minutos antes do procedimento. No outro grupo, anestesia com midazolam 7,5 mg via oral e meperidina 2 mg/kg intramuscular, 30 minutos antes do procedimento. Os grupos tiveram escores de alívio da dor semelhantes no intraoperatório, com menos dor pós-operatória no grupo do midazolam/meperidina. Quanto à sedação, o grupo da PCA com remifentanil esteve associado à menor sedação, porém, com mais satisfação dos pacientes em comparação ao grupo do midazolam/meperidina.

Lok *et al.*[7] avaliaram a bomba de PCA com propofol e alfentanil misturados com 10 mg/mL de propofol e alfentanil 50 mcg/mL em doses de 1 a 200 mL/h, comparada com a administração de diazepam 0,1 mg/kg e meperidina 1,5 mg/kg intravenosos pelo anestesiologista 5 a 10 minutos antes do procedimento. O nível de sedação foi semelhante entre os grupos, mas o escore de dor foi maior no grupo do propofol/alfentanil, tanto no intraoperatório como no pós-operatório.

Os procedimentos mais comuns nos pacientes masculinos para captação de espermatozoides são biópsia e/ou punção de testículo (TESA ou TESE), punção de epidídimo (PESA) e eletroejaculação.[1] Grande parte desses procedimentos pode ser realizada com sedação. A Micro-TESE (*microsurgical testicular sperm extraction*) é uma dissecção testicular para retirar espermatozoides diretamente dos testículos realizada com o auxílio de um microscópio. Nesse caso, opta-se por anestesia geral com máscara laríngea ou intubação orotraqueal para evitar que qualquer eventual movimento respiratório do paciente prejudique o procedimento.

COMPLICAÇÕES

As complicações mais frequentes desse procedimento são as observadas em qualquer sedação, como a depressão respiratória que, decorrente de pequenas doses utilizadas, dura poucos segundos, mas que deve ser tratada prontamente com ventilação assistida manual por máscara facial, náuseas e vômitos pós-operatórios, que são infrequentes nesse procedimento, e dor pós-operatória facilmente tratada com anti-inflamatórios não hormonais ou tramadol. Outras complicações mais graves podem ocorrer alguns dias após o procedimento, porém, na maioria das vezes, associadas à hiperestimulação hormonal sofrida pelas pacientes (derrame pleural, ascite).

Alguns autores consideram a possibilidade de os anestésicos utilizados atingirem concentração no fluido folicular e causarem algum tipo de efeito tóxico nos oócitos.[1] Essa possibilidade teórica torna-se desprezível na prática clínica, dadas as doses utilizadas dos anestésicos serem baixas e a curta duração do procedimento.

CONTRAINDICAÇÕES

As contraindicações a esse procedimento são as mesmas da realização de qualquer anestesia em regime ambulatorial, obedecendo às normas e legislação vigentes relacionadas com a anestesia ambulatorial. Os mesmos critérios de alta devem ser obedecidos.

CONCLUSÕES

A técnica anestésica utilizada deve trazer conforto para a paciente e condições para o ginecologista realizar o procedimento que é de curta duração (10 a 20 minutos). Medicações anestésicas com meia-vida de ação longa devem ser evitadas, pois podem retardar ou até inviabilizar a alta dessas pacientes.[3]

REFERÊNCIAS

1. Soares Júnior WN, Soares ISC. Anestesia em reprodução assistida. In: Tognotti E. Infertilidade – Da prática clínica à laboratorial. Barueri: Manole; 2014;377-86.
2. Antunes Júnior N, Badra GH, Cordts EB, Carvalho WAP, Wolff P, Barbosa CP, Peixoto S. Fertilização in vitro com ciclos programados de baixo custo – Avaliação de resultados iniciais de um centro de reprodução humana de hospital de ensino. Rev Bras Gin Obs 2003;25:679-86.
3. Benseñor FEM, Cicarelli DD. Sedação e analgesia em terapia intensiva. Rev Bras Anestesiol 2003;53:680-93.
4. Kwan I, Bhattacharya S, Knox F, McNeil A. Pain relief for women undergoing oocyte retrieval for assisted reproduction. Cochrane Database of Syst Rev 2013;31(1)CD004829.
5. Kwan I, Bhattacharya S, Knox F, McNeil A. Conscious sedation and analgesia for oocyte retrieval during IVF procedures: a Cochrane review. Hum Reprod 2006;21:1672-9.
6. Lier MC, Douwenga WM, Yilmaz F, Schats R, Hompes PG, Boer C, Mijatovic V. Patient-controlled remifentanil analgesia as alternative for pethidine with midazolam during oocyte retrieval in IVF/ICSI procedures: a randomised controlled trial. Pain Practice 2015;15:487-95.
7. Lok IH, Chan MTV, Chan DLW, Cheung LP, Haines CJ, Yuen PM. A prospective randomized trial comparing patient-controlled sedation using propofol and alfentanil and physician-administered sedation using diazepam and pethidine during transvaginal ultrasound-guided oocyte retrieval. Hum Reprod 2002;17:2101-6.

CAPÍTULO 12

Anestesia para Cirurgias de Grande Porte em Urologia

Patrick Raoul Erasmo Dias Laporte

Em sua maioria, pacientes submetidos a cirurgias urológicas de grande porte (cistectomia, prostatectomia, nefrectomia) são idosos e muitos desses apresentam morbidades cardiovasculares, pulmonares e renais relevantes, sendo prevalentes procedimentos para tratamento de tumores malignos, exceção à nefrectomia de doador vivo. Há possibilidade de perdas sanguíneas significativas (lesão de grandes vasos) e anemia pré-operatória é frequente.

Via laparoscopia, é um método cada vez mais comum que exige cefalodeclive (Trendelenburg) com potencial benefício de recuperação mais rápida e redução de sangramentos (Figura 12.1).

Visando um desfecho positivo, há de se atentar aos cuidados anestésicos perioperatórios para cirurgias de grande porte e otimização focada nos cuidados específicos demandados pelo perfil da população portadora de tumores malignos de próstata, rim e bexiga.

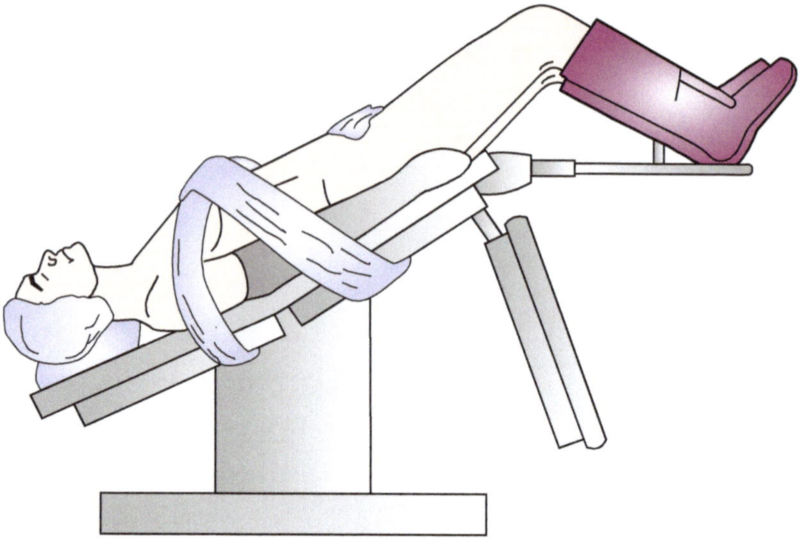

Figura 12.1. Posição de Trendelenburg.

PROSTATECTOMIA

No Brasil, o câncer de próstata é o segundo mais comum entre os homens. Prostatectomia é indicada para tratamento de câncer de próstata e pode ser realizada por cirurgia aberta ou laparoscópica. Além da próstata, são retiradas também vesículas seminais e pode ser ampliada com linfadenectomia.

Quando realizada por laparoscopia, sendo roboticamente assistida ou não, a posição em cefalodeclive é aplicada para melhor visualização pélvica, fazendo com que vísceras abdominais se movam em direção ao tórax e, se prolongada, atenção a edema de face e via aérea.

Anestesia geral combinada (bloqueio de neuroeixo) é uma opção, visando analgesia adequada. Acessos periféricos calibrosos e, eventualmente, pressão arterial invasiva e acesso venoso central dependem da condição clínica prévia. Sangramento significativo pode ocorrer, mas não é frequente.

NEFRECTOMIA TOTAL E POUPADORA DE NÉFRONS

Pode ser total quando há plena função renal ou parcial (poupadora de néfrons) em pacientes com *clearance* renal limítrofe, ou morbidades relacionadas com a piora da função renal. Nefrectomia parcial tem sua indicação limitada por: tumor com crescimento avançado, localização tumoral desfavorável e condição clínica significativamente comprometida; em 10% há trombo tumoral que compromete a veia cava, sendo indicação de circulação extracorpórea quando não é possível o clampeamento venoso pela extensão do tumor e sua localização; embolia aérea e sangramento maciço são eventos que o anestesiologista deve estar atento e agir prontamente.

Realizada em decúbito lateral e "quebra da mesa" para melhor acesso cirúrgico. Analgesia peridural e PCA podem favorecer um pós-operatório com controle álgico adequado, principalmente quando há abordagem torácica concomitante.

Há possibilidade de abordagem laparoscópica assistida ou não por robô, favorecendo uma recuperação anestésica e cirúrgica mais rápida. Cateter de artéria pulmonar é contraindicado na presença de trombo tumoral que comprometem porção torácica da veia cava ou invadem o átrio direito.

Outras especialidades costumam ser requisitadas, principalmente quando há possibilidade de abordagem torácica ou/e retro-hepática (cirurgia torácica, cirurgia cardíaca, equipe de transplante hepático).

CISTECTOMIA

Realizada para tratamento de câncer de bexiga invasivo, muitos pacientes são idosos, portadores de doença pulmonar e cardiovascular. Insuficiência renal, anemia, doença pulmonar obstrutiva crônica (DPOC) e insuficiência coronariana são achados frequentes no pré-operatório. Mesmo em grandes centros de tratamento, complicações chegam a dois terços dos casos.

Em pacientes masculinos, além da bexiga, retira-se a próstata e vesículas seminais. Já em mulheres, útero, ovários, cérvix e parte da vagina são retirados em bloco.

Alguns pacientes são submetidos à quimioterapia neoadjuvante e podem comprometer o estado físico do paciente no pré-operatório; atenção aos efeitos tóxicos dos quimioterápicos. Sangramento considerável é frequente, sendo necessária transfusão de hemoderivados em aproximadamente 30% dos casos.

Cateter venoso periférico de grande calibre (16 g, 14 g), sempre que possível. Emprego de acesso venoso central e monitorização da pressão arterial invasiva podem ser necessários, considerando antecedentes clínicos, porte da cirurgia e potencial de grandes perdas sanguíneas; monitorização de débito minimamente invasivo pode ser um instrumento interessante.

Acidose hipoclorêmica e hipocalemia após reconstrução (ureteroileostomia) para exteriozação da urina, por conta da reabsorção pelas alças intestinais são efeitos metabólicos frequentes.

BIBLIOGRAFIA

EAU Guidelines. Edn. presented at the EAU Annual Congress Amsterdam 2020. ISBN 978-94-92671-07-3.

https://www.inca.gov.br/tipos-de-cancer/cancer-de-prostata

Kapoor A, Lambe S, Kling AL, Piercey KR, Whelan PJ. Outcomes of laparoscopic donor nephrectomy in the presence of multiple renal arteries. Urol Ann 2011;3:62e5.

Knap N, Lundbeck F, Overguard J. Early and late treatment related morbidity following radical cystectomy. Scand J Urol Nephrol 2005;39:153-60.

Lee LA. Visual loss, venous congestion and robotic prostatectomies. ASA Newsl 2011;75:26-7.

Soulie M, Straub M, Game X, Seguin P, De Petriconi R, Plante P et al. A multicenter study of the morbidity of radical cystectomy in select elderly patients with bladder cancer. J Urol 2002;167:1325-8.

CAPÍTULO 13

Anestesia para Doador Renal

Jorge Luiz Saraiva Ximenes

O primeiro transplante renal intervivos foi realizado em 1954 entre irmãos gêmeos idênticos. Desde então, muito se evoluiu, passando desde técnicas cirúrgicas abertas até laparoscópicas e, mais recentemente, robóticas. A anestesia para o doador também se aperfeiçoou nesse período, o que ajudou a aumentar a aceitação e o número de doadores de rim intervivos.

Atualmente, a maioria dos serviços prefere realizar a nefrectomia do doador por técnica laparoscópica, sempre evitando pressões de insuflação superior a 12 mmHg durante o pneumoperitônio. Essa técnica, quando comparada à nefrectomia, apresenta semelhante sobrevida do enxerto, porém, com melhor recuperação do doador. As nefrectomias esquerdas são realizadas por técnica laparoscópica, enquanto as nefrectomias direitas por laparotomia em decorrência de anatomia do pedículo vascular renal, mais curto no lado direito. A anestesia para tal procedimento é similar a outras nefrectomias, acrescentando-se às particularidades do doador renal, que é um paciente saudável a ser submetido a uma cirurgia grande porte, em que complicações não são esperadas. Além disso, o manejo da dor pós-operatória é uma preocupação do anestesiologista, principalmente nas laparotomias, em que a associação de uma técnica analgésica é recomendada, como a peridural torácica ou bloqueio eretor de espinha.

Apesar de se tratar de um paciente saudável, ASA I ou ASA II, a avaliação pré-anestésica é parte importante do processo de avaliação e preparo do doador. A equipe multidisciplinar avalia o grau de concordância do HLA do doador e receptor e também determina a condição clínica do doador, que será, em breve, um paciente com rim único. Portanto, durante a investigação clínica há recomendação de verificar a medida ambulatorial da pressão arterial (MAPA), avaliar IMC, glicemia, taxa de filtração glomerular e presença de hematúria e/ou proteinúria, além de estudar a anatomia renal por TC ou RM. Acompanhamento psicológico, esclarecimento dos riscos e recomendação de estilo de vida saudável, com emagrecimento, exercícios físicos e interrupção do tabagismo são importantes durante o preparo do potencial doador. O papel do anestesiologista consiste em avaliar as vias aéreas do paciente, determinar o risco anestésico e esclarecer sobre o manejo das potenciais complicações associadas à anestesia, como dor, náusea e vômitos, o que minimiza ansiedades, facilitando a recuperação pós-operatória.

O manejo clínico perioperatório do doador renal, idealmente, deve seguir os princípios preconizados pelo protocolo ERAS. Nesse cenário, o jejum pré-operatório deve ser o mais breve possível, com o uso de bebidas de carboidrato e ingestão de líquidos claros até 2 horas antes do procedimento. A maioria dos centros adota infusão liberal de cristaloides no perioperatório com objetivo de manter uma diurese adequada (1 a 2 mL/kg/h), mas essa conduta vem sendo questionada em decorrência do potencial de piores desfechos a longo prazo. O manejo cuidadoso de potenciais complicações pós-anestésicas, como tremor, náuseas, vômitos e tromboembolia venosa, é parte importante da recuperação rápida. Recomenda-se a utilização de compressão pneumática em MMII no intraoperatório e meias elásticas no pós-operatório (PO) e estimular mobilização precoce. Pacientes com alto risco para trombose devem ser tratados com heparina de baixo peso molecular (HBPM) por 7-14 dias.

O controle da dor é fundamental no tratamento desse paciente. Pode-se associar técnicas regionais à anestesia geral com o objetivo de poupar opioides e melhorar o controle álgico. A peridural torácica é uma técnica já estabelecida, porém, recentemente, os bloqueios de parede abdominal estão sendo utilizados com frequência. O uso de pregabalina no pré-operatório tem sido objeto de estudo e o uso de AINEs, embora controverso em decorrência de sua nefrotoxicidade, pode ser utilizado em ciclos curtos, inferiores a 48 horas, sem alteração na função renal do doador ou do enxerto. Entretanto, a maioria dos centros evita o uso dessa classe de analgésicos pelo risco adicional de complicações hemorrágicas.

Após a dissecção renal, o cirurgião realiza o clampeamento dos vasos renais, preparando-os para o reimplante no receptor. Nessa etapa, a administração de furosemida ou manitol pode ser necessária para estímulo de diurese. Alguns centros utilizam heparina não fracionada na dose de 3 a 5 mil unidades, de acordo com o peso do paciente.

Considerando-se esses preceitos gerais, pode-se conduzir o doador renal com as seguintes orientações:

PRÉ-OPERATÓRIO

- Consulta pré-anestésica com orientações e esclarecimentos quanto ao procedimento, possíveis complicações e opções de controle de dor pós-operatória.
- Tipagem sanguínea e reserva de dois concentrados de hemácias.
- Minimizar o jejum, 6 horas para refeições leves, e incentivar o uso de bebidas de carboidrato e líquidos claros até 2 horas antes do procedimento.
- Pode-se otimizar hidratação do paciente com 10-20 mL/kg de soluções cristaloides balanceadas na noite anterior à cirurgia.

PERIOPERATÓRIO

- Preparo de sala, materiais de via aérea, incluindo materiais para via aérea difícil, nos casos suspeitos.
- 75 mg de pregabalina VO 30 minutos antes de encaminhar à sala operatória (SO) ou midazolam 2 mg EV antes de encaminhar à SO.
- Meias elásticas e compressão pneumática intermitente. Se houver fatores de risco para tromboembolismo venoso, iniciar profilaxia com HBPM no PO de modo precoce.
- Monitorização básica com oximetria de pulso, cardioscopia, pressão arterial não invasiva, capnografia e monitor de profundidade anestésica (BIS ou entropia).

- Pressão arterial invasiva e monitores de débito cardíaco minimamente invasivos podem ser usados de acordo com o quadro clínico do paciente, mas não costumam ser necessários, uma vez que os doadores são saudáveis.
- Indução venosa com fentanil 3-5 mcg/kg, lidocaína 1-1,5 mg/kg, propofol 1-2 mg/kg e relaxante muscular de escolha (cisatracúrio 0,15 mg/kg ou rocurônio 0,6 mg/kg).
- Dois acessos venosos periféricos com, pelo menos, um de grande calibre (16 G ou 14 G).
- Manutenção inalatória ou endovenosa com propofol e remifentanil, em TCI e/ou guiados pela monitorização de nível de consciência.
- Reposição de volume guiada por diurese e parâmetros hemodinâmicos, objetivando-se diurese de 1 mL/kg/h. Sugere-se iniciar com cerca de 10 mL/kg/h de soluções balanceadas.

ADJUVANTES

- Antibiótico profilático de acordo com recomendações da CCIH da instituição.
- Dexametasona 4 mg antes do início do procedimento.
- Um segundo antiemético (ondansetrona, palonosentrona, bromoprida, dimenindrato ou outro de preferência da instituição) ao final do procedimento. Em caso de fatores de risco para náuseas e vômitos pós-operatórios, adicionar antieméticos de classes diferentes.
- Analgesia EV com dipirona 2 g, 30 a 60 minutos antes da extubação. Pode-se realizar uma dose de AINE (seletivos ou não) no intraoperatório, embora seja controverso.
- Heparina não fracionada de 3 a 5 mil unidades ao pedido do cirurgião no momento dos clampeamentos vasculares.
- Pode-se usar furosemida e manitol para estímulo de diurese ao início da manipulação renal.

ANALGESIA

- Se nefrectomia aberta, utilizar técnica peridural com cateter, em nível torácico médio (T6-T9), antes da indução. O uso de ropivacaína 0,375%-0,5% no intraoperatório e PCA peridural no pós-operatório.

- Se nefrectomia laparoscópica, pode-se optar pela peridural com cateter, como descrito ou por bloqueios periféricos, como o bloqueio do plano transverso abdominal bilateral (TAP *block*) ou infiltração da incisão de retirada do rim, além das incisões dos portais, com ropivacaína 0,25%-0,375% ao final do procedimento, podendo-se deixar cateter incisional no pós-operatório.
- Analgesia EV multimodal escalonada, com dipirona 2 g EV 6/6 horas e AINEs sistemáticos por, no máximo, 48 horas, com opioide para resgate quando não deixar cateter peridural ou regional para PCA.

Recomenda-se retorno precoce da dieta oral, da deambulação e fisioterapia respiratória no POI e acompanhamento pela equipe de transplantes renais após alta hospitalar.

BIBLIOGRAFIA

Abramowicz D, Cochat P, Claas FH, Heemann U, Pascual J, Dudley C et al. European Renal Best Practice Guideline on kidney donor and recipient evaluation and perioperative care. Nephrol Dial Transplant. 2015 Nov;30(11):1790-7.

Biancofiore G, Amorose G, Lugli D, Bindi L, Esposito M, Pasquini C et al. Perioperative anesthetic management for laparoscopic kidney donation. Transplant Proc. 2004 Apr;36(3):464-6.

Biancofiore G, Amorose G, Lugli D, Bindi L, Fossati N, Boggi U et al. Laparoscopic live donor nephrectomy: the anaesthesiologist's perspective. Eur J Anaesthesiol. 2004 Jan;21(1):74-6.

Brown T, Magill F, Beckett N, Kanabar S, Monserez J, McDaid J et al. Introduction of an enhanced recovery protocol into a laparoscopic living donor nephrectomy programme. Ann R Coll Surg Engl. 2020 Mar;102(3):204-208.

BTS/RA Living Donor Kidney Transplantation Guidelines 2018, fourth 4th editioned., 2018. Guidelines for Living Donor Kidney Transplantation. Britsh Transplantation Society.

Campsen J, Call T, Allen CM, Presson AP, Martinez E, Rofaiel G, Kim RD et al. Prospective, double-blind, randomized clinical trial comparing an ERAS pathway with ketorolac and pregabalin versus standard of care plus placebo during live donor nephrectomy for kidney transplant. Am J Transplant. 2019 Jun;19(6):1777-1781.

Hosgood SA, Thiyagarajan UM, Nicholson HFL, Jeyapalan I, Nicholson ML. Randomized clinical trial of transversus abdominis plane block versus placebo control in live-donor nephrectomy. Transplantation. 2012 Sep 15;94(5):520-5.

Lentine KL, Kasiske BL, Levey AL, Adams PL, Alberú J, Bakr MA et al. KDIGO Clinical Practice Guideline on the Evaluation and Care of Living Kidney Donors. Transplantation. 2017 Aug;101(8S Suppl 1):S1-S109.

Sener M, Torgay A, Akpek E, Aktas A, Colak T, Karakayali H et al. The effect of anesthetic technique on early postoperative renal function after donor nephrectomy: a preliminary report. Transplant Proc. 2005 Jun;37(5):2023-7.

Sener M, Torgay A, Akpek E, Colak T, Karakayali H, Arslan G, Haberal M. Regional versus general anesthesia for donor nephrectomy: effects on graft function. Transplant Proc. 2004 Dec;36(10):2954-8.

Tefik T, Ciftci HS, Kocak T, Sanli O, Ander H, Ziylan O et al. Effect of Donor Nephrectomy Technique on Recipient Lymphatic Drainage. Transplant Proc. 2015 Jun;47(5):1282-6.

Victor W. XIA, Randolph H. Steadman. Miller's anesthesia, vol. 1, 8th ed. Philadelphia: Churchill Livingstone; 2015. v. 1. p. 2293-2306.

Wang J, Fu Y, Yuan T, Wang N. Comparison of Postoperative Analgesic Requirements in Living Donors and Patients Undergoing Similar Surgical Procedures. Transplant Proc. 2015 Jul-Aug;47(6):1896-900.

CAPÍTULO 14

Anestesia para Transplante Renal

Roberta Figueiredo Vieira

INTRODUÇÃO

O rim é o órgão mais transplantado no mundo. Os novos fármacos imunossupressores transformaram o transplante na terapia de reposição renal de escolha, com menor mortalidade e melhor sobrevida que a terapia dialítica.[1]

Os doadores em morte encefálica são a principal fonte de órgãos para transplante. Os doadores falecidos podem ser ideais, marginais e em parada cardiocirculatória (ainda não regulamentado no país). A doação renal em vida possibilita a realização do transplante intervivos, que é considerado o padrão-ouro de transplante renal, pelo menor insulto isquêmico tecidual.[2]

Após 6 meses em terapia de reposição renal, o paciente com doença renal crônica pode ser incluído à lista de espera. Entretanto, a prioridade é baseada na compatibilidade imunológica entre doador e receptor, e não apenas no tempo de espera em lista. A compatibilidade ABO e do antígeno linfocitário humano ou HLA determina a escolha do protocolo de imunossupressão, o que influencia no sucesso do transplante renal. A administração dos agentes imunossupressores tem por objetivo atenuar a resposta imunológica deflagrada pelo enxerto e assim preservar a função do órgão transplantado.[3,4]

O procedimento cirúrgico é realizado em posição supina, pela incisão curvilínea no quadrante inferior da parede abdominal. A fossa ilíaca extraperitoneal é confeccionada e os vasos ilíacos externos são preparados. Depois de introduzir o enxerto na fossa, realiza-se a anastomose da veia renal com a veia ilíaca externa e, depois, da artéria renal com a artéria ilíaca externa. Assim, há reperfusão do enxerto seguida da anastomose do ureter à bexiga, que pode ser realizada de forma direta ou por meio da colocação de um *stent* (cateter duplo J) com o objetivo de reduzir o risco de fístula ou estenose da anastomose. Em seguida, há revisão da hemostasia e fechamento da parede abdominal.[5,6]

A anestesia geral é preferida aos bloqueios do neuroeixo pelo risco de coagulopatia secundária à doença renal crônica e diálise. O papel do anestesiologista é manter uma adequada perfusão renal durante o procedimento, evitando o uso de fármacos nefrotóxicos. Os cuidados anestésicos estão presentes em todas as etapas do período operatório.[6,7]

PRÉ-OPERATÓRIO

- Avaliação clínica ambulatorial realizada pelas equipes da nefrologia, cardiologia, urologia e anestesiologia, com orientações e esclarecimentos relacionados com o procedimento e suas possíveis complicações. Há estratificação do risco cardiológico, que influencia na escolha da monitorização hemodinâmica perioperatória e na indicação de pós-operatório em unidade de terapia intensiva. Vale ressaltar que a complicação cardiovascular é a principal causa de morte pós-transplante renal.[5,6]
- Os hipoglicemiantes orais e medicações anti-hipertensivas, como os inibidores da enzima conversora de angiotensina e os bloqueadores do receptor de angiotensina-2, devem ser suspensos no dia do transplante, sempre que possível, para minimizar a ocorrência de hipotensão arterial durante o procedimento.[6]
- A avaliação anestésica realizada no dia do transplante deve ser sumária e objetiva. O anestesista deve considerar as doenças coexistentes e obter os dados da última diálise, incluindo o volume retirado e o peso corporal antes e após a diálise.[5,6]

- A equipe da nefrologia avalia a necessidade de diálise antes do transplante. Nesses casos, a diálise é realizada sem heparina, mantendo o paciente acima do seu peso seco com o objetivo de evitar hipotensão arterial na indução anestésica.[5,6]
- Os exames complementares e laboratoriais devem ser verificados. Os níveis de hemoglobina, potássio e pH devem estar equilibrados antes da cirurgia.[6,7]
- O transplante renal de doador falecido é uma cirurgia de urgência, pois o tempo de isquemia fria não deve ultrapassar 24 horas, enquanto o transplante intervivos é um procedimento eletivo.[6]

PERIOPERATÓRIO

- Preparo da sala cirúrgica com materiais para manipulação da via aérea, incluindo materiais para via aérea difícil.
- Checar a administração dos imunossupressores prescritos pela equipe da nefrologia. As medicações podem ser administradas pelos nefrologistas antes de o paciente ser encaminhado ao centro cirúrgico, ou pelo anestesiologista, antes da indução anestésica. Recomenda-se atenção quanto aos possíveis efeitos colaterais e interações medicamentosas desses fármacos.[4]
- A profilaxia antibiótica deve ser administrada 30 a 60 minutos antes da incisão cirúrgica, com o objetivo de garantir níveis plasmáticos adequados.[5]
- Coleta de amostra de sangue para determinação do tipo sanguíneo. Apesar de o sangramento estimado ser baixo, a manipulação cirúrgica de vasos calibrosos justifica essa rotina.[7]
- É recomendável máxima assepsia durante a realização dos procedimentos anestésicos, pois se trata de um paciente em imunossupressão.[8]
- A obtenção do acesso venoso periférico é particularmente difícil. Deve-se evitar o membro com fístula arteriovenosa (FAV), que deve ser posicionada com cautela em virtude do risco de trombose. O fluxo da fístula arteriovenosa deve ser checado antes e após a cirurgia.[8]
- Deve-se evitar o uso do cateter de diálise, exceto em situações em que há falência de acesso vascular, após acordo prévio com a equipe da nefrologia. Nesses casos, o cateter deve ser manipulado com máxima assepsia, pelo risco de infecção. O volume de heparina ou vitamina C contido na via, que é indicado em cada via do cateter, deve ser desprezado antes da sua utilização e reposto ao final. Vale ressaltar que a concentração de heparina usada no cateter varia entre as instituições e o ideal é estar familiarizado com o protocolo da sua instituição.[7,8]

- Indução anestésica com propofol (1-2,5 mg/kg), pois seu perfil farmacológico não é influenciado pela IRC. Porém, a dose deve ser reduzida e titulada se houver suspeita de hipovolemia. Para reduzir a resposta à laringoscopia, administra-se fentanil (1-2 mcg/kg) e/ou lidocaína (1 mg/kg). A succinilcolina é segura em níveis de potássio inferiores a 5,5 mEq/L.[8]
- Recomenda-se intubação em sequência rápida ou com o paciente acordado em virtude da presença de gastroparesia e neuropatia autonômica. A utilização de fármacos antiácidos e pró-cinéticos é encorajada.[1,6]
- A manutenção da anestesia pode ser realizada com anestésicos inalatórios. A toxicidade do sevoflurano relacionada com a formação do composto A e do metabolismo do fluoreto é apenas teórica.[9,10]
- A sondagem vesical de demora é realizada pelo cirurgião no início do procedimento.[8]
- Além da monitorização padrão recomendada pela SBA como cardioscópio, pressão arterial não invasiva, oxímetro de pulso, termômetro e analisador de gases, utilizam-se, com frequência, monitores hemodinâmicos invasivos para melhor controle da volemia e do débito cardíaco.[8]
- Se possível, preconiza-se a preservação da integridade vascular do receptor, pois em caso de falência do enxerto, novas fístulas arteriovenosas podem ser confeccionadas. Entretanto, a necessidade de monitorização invasiva é frequente.[1,7,8]
- O acesso venoso central, quando necessário, deve ser guiado por ultrassonografia. Sugere-se evitar acessos femorais, pois o enxerto é anastomosado aos vasos ilíacos externos.[1,7,8]
- A monitorização invasiva da pressão arterial é indicada com frequência em razão do perfil cardiovascular do paciente. O alvo pressórico após a reperfusão consiste em pressão arterial média de 70-90 mmHg em normotensos e acima de 90 mmHg em hipertensos.[8]
- A escolha da monitorização hemodinâmica deve ser individualizada considerando a estratificação do risco cardiovascular do paciente. Os monitores que avaliam de forma indireta o débito cardíaco e a pré-carga apresentam limitações em pacientes com IRC. A presença de FAV pode interferir na acurácia dos monitores que avaliam a SvO_2 e o DC de forma não calibrada, como o LiDCO (LiDCO System, London, UK). Enquanto os monitores de DC calibrados, como o Vigileo (Edwards Lifesciences Irvine, CA, USA) e o PiCCO (Pulsion Medical System, Munich, Germany), não foram validados nos pa-

cientes com IRC. Assim, ainda não há evidência científica que justifique o uso rotineiro desses monitores.[3,11,12]

- A maioria dos centros adota uma estratégia volêmica liberal guiada por medidas da PVC, apesar do baixo valor preditivo desse índice.[12] O emprego da terapia guiada por metas hemodinâmicas no transplante renal ainda é controverso, sendo aplicada em poucos centros.[13]
- As soluções cristaloides balanceadas são preferidas, como o lactato de Ringer e o Plasmalyte. O soro fisiológico deve ser evitado em razão de elevada concentração de cloreto, que está associada à acidose metabólica e à alta concentração de sódio, que provoca vasoconstrição intrarrenal.[14,15]
- Os diuréticos são administrados antes da revascularização do enxerto para otimizar o débito urinário. O manitol é um diurético osmótico, que reduz a incidência de necrose tubular aguda no enxerto pelo seu efeito em radicais livres. A furosemida (1 mg/kg) é um diurético de alça, que, ao reduzir a reabsorção tubular de sódio, favorece a excreção dos resíduos isquêmicos tubulares. Embora sejam amplamente adotados na prática clínica, seu uso é baseado em evidência científica limitada a estudos retrospectivos com poucos pacientes.[16]
- A reperfusão do enxerto cursa com hipotensão arterial, que deve ser tratada, preferencialmente, com a administração de líquidos. Os vasopressores indiretos são preferidos aos alfa-adrenérgicos. O uso de droga vasoativa deve ser limitado aos casos refratários.[1,12]
- Avaliação gasométrica e eletrolítica no início da cirurgia e após a reperfusão do enxerto, com correção eletrolítica quando necessário.[1,12]
- Após a revascularização do enxerto, a volemia deve ser avaliada com frequência, seguida de infusão de líquidos, quando necessário.[4,12]
- A maioria dos pacientes é extubada ao final da cirurgia e encaminhada à unidade de transplante renal. Pacientes com instabilidade hemodinâmica ou elevado risco cardiovascular são encaminhados à unidade de terapia intensiva.[4,12]

PÓS-OPERATÓRIO

- Analgesia é obtida por meio da administração de opioides de curta ação via analgesia controlada pelo paciente sem taxa de infusão basal. A morfina deve ser usada com cautela em razão do efeito prolongado do seu metabólito ativo, que pode provocar depressão respiratória. Os anti-inflamatórios não hormonais são evitados pelo potencial nefrotóxico.[12]

- A analgesia peridural é evitada pelo risco de coagulopatia, sendo pouco utilizada. Os bloqueios regionais podem ser utilizados com bons resultados, como o bloqueio do plano transverso abdominal (TAP) e do quadrado lombar.[7,8]
- Monitorização do débito urinário: o mesmo volume perdido na diurese deve ser reposto com líquidos. Quando houver redução do débito urinário (< 0,5 mL/kg/h), avaliar causas pré-renais, cujo tratamento é a reposição de líquidos, e causas pós-renais, que podem indicar reoperação como trombose vascular, obstrução ureteral e sangramento.[7,12]
- Após avaliar e tratar possíveis causas de funcionamento tardio do enxerto, avalia-se a necessidade de terapia dialítica.[12]

REFERÊNCIAS

1. Karmarkar S, Natarajan A. Kidney transplantation. Anaesthesia Intensive Care Med 2012;13(6):285-91.
2. Saran R, Robinson B, Abbott KC, Agodoa LYC, Albertus P, Ayanian J et al. US Renal Data System 2016 Annual Data Report: epidemiology of kidney disease in the United States. Am J Kidney Dis 2017;69(S1):A7-A8.
3. Morkane CM, Fabes J, Banga NR, Berry PD, Kirwan CJ. Perioperative management of adult cadaveric and live donor renal transplantation in the UK: a survey of national practice. Clin Kidney J 2019;12(6):880-7.
4. Somasundaran M, Quiroga I. Principles in transplantation: immunology. Surgery 2011;29(7):295-300.
5. Wray CL. Advances in the anesthetic management of solid organ transplantation. Adv Anesth. 2017;35(1):95-11.
6. Mittel AM, Wagener G. Anesthesia for kidney and pancreas transplantation. Anesthesiol Clin. 2017;35(3):439-52.
7. Martinez BS, Gasanova I, Adesanya AO. Anesthesia for kidney transplantation – A Review. J Anesth Clin Res 2013;4(1):270.
8. Spiro MD, Eilers H. Intraoperative care of the transplant patient. Anesthesiol Clin 2013;31:705-21.
9. Nieuwenhuijs-Moeke GH, Nieuwenhuijs VB, Seelen MAJ, Berger SP, van den Heuvel MC, Burgerhof JGM et al. Propofol-based anaesthesia versus sevoflurane-based anaesthesia for living donor kidney transplantation: results of the VAPOR-1 randomized controlled trial. Br J Anaesth 2017;118(5):720-32.

10. Aniskevich S, Pai SL, Shine TS. Anesthetic pharmacology for kidney transplantation. Current Clin Pharmacol 2015;10:47-53.
11. Giglio M, Dalfino L, Puntillo F, Brienza N. Hemodynamic goal-directed therapy and postoperative kidney injury: an updated meta-analysis with trial sequential analysis. Critical Care 2019;23:232.
12. Adelman D, Bicknell L, Niemann CU, Feiner J, Roll GR, Burdine L et al. Central venous pressure monitoring in living donor kidney recipients does not affect immediate graft function: a propensity score analysis. Clin Transplantat 2018;32: e13238.
13. Cavaleri M, Veroux M, Palermo F, Vasile F, Mineri M, Palumbo J et al. Perioperative goal-directed therapy during kidney transplantation: an impact evaluation on the major postoperative complication. J Clin Med 2019;8:80.
14. Calixto Fernandes MH, Schricker T, Magder S, Hatzakorzian R. Perioperative fluid management in kidney transplantation: a black box. Crit Care 2018;25;22(1):14.
15. Wan S, Roberts MA, Mount P. Normal saline versus lower-chloride solutions for kidney transplantation. Cochrane Database Syst Rev 2016;9;(8):10741.
16. Sandal S, Bansalb P, Cantarovicha, M. The evidence and rationale for the perioperative use of loop diuretics during kidney transplantation: a comprehensive review. Transplantat Rev 2018;3292-10.

CAPÍTULO 15

Anestesia em Urgências Urológicas

Rafael Priante Kayano

INTRODUÇÃO

As urgências urológicas são muito frequentes e envolvem situações de necessidade de rápida resolução e alto risco anestésico e cirúrgico. Envolvendo infecções rapidamente progressivas, deterioração da função renal, sangramentos de grandes volumes e risco de infertilidade.

Nosso serviço conta com um pronto-socorro urológico de funcionamento ininterrupto. Sendo realizados procedimentos de desobstrução de vias urinárias com passagem de cateter de duplo J e nefrostomia, cirurgias para correção da torção testicular, abordagem para esvaziamento de coágulos vesicais e hemostasia de controle, além dos politraumatismos com envolvimento renal ou de bexiga e uretra.

E como característica inerente das anestesias realizadas em situação de urgência e emergência não dispomos de uma avaliação pré-anestésica prévia e de um preparo adequado do paciente. Além disso, outros complicadores estão acentuados nessa situação, como: a ansiedade do paciente, a dor aguda, a associação de quadros de sepse e hemorragia ainda não bem compensados. E, lidar com esses cenários com objetividade, segurança e humanismo são os desafios da anestesia nas urgências urológicas.

PIELONEFRITE OBSTRUTIVA

A pielonefrite obstrutiva é uma infecção favorecida pela redução da drenagem urinária, habitualmente, por causa litiásica, além das neoplasias, dos traumatismos (incluindo lesões cirúrgicas) e das malformações. Essa obstrução promove, também, a perda progressiva da função renal. Chamada de insuficiência renal pós-renal, dependendo do tempo em sua resolução, pode se tornar uma lesão irreversível. Somente essas implicações já indicariam a urgência do seu tratamento. Porém, o grande risco da pielonefrite é que ela rapidamente evolui para alguma disfunção orgânica, definindo um quadro de sepse. E na mesma velocidade deteriora para choque séptico com colapso circulatório e mortalidade extremamente elevada.

Um dos pilares do tratamento dessa afecção é a desobstrução por meio da passagem de cateter duplo J ou por nefrostomia. E, apesar de serem procedimentos de baixo porte cirúrgico, não se deve subestimar a complexidade desses pacientes. Portanto, para evitar desfechos ruins por decisões anestésicas imprudentes, devemos abordar esses pacientes de maneira sistemática para não subestimar os riscos desse procedimento.

Primeiramente, deve-se realizar uma avaliação e compensação clínica prévia à indução anestésica com base em protocolos padronizados. E, nesse momento, sugerimos a utilização dos Guidelines do Surviving Sepsis Campaing (2021), que orienta um pacote de medidas a serem realizadas na primeira hora de atendimento:

- Medir o nível de lactato* (sugerindo aqui um cateter venoso central).
- Obtenha hemoculturas e uroculturas antes de administrar antibióticos.
- Administrar antibióticos de amplo espectro.
- Iniciar administração rápida de cristaloide balanceado 30 mL/kg para hipotensão ou nível de lactato ≥ 4 mmol/L.
- Aplicar vasopressores (noradrenalina), se hipotenso, durante ou após a ressuscitação volêmica para manter a PAM ≥ 65 mmHg (sugerindo aqui uma pressão arterial invasiva).

---

*Medir novamente o lactato se o lactato inicial estiver elevado (> 2 mmol/L).

Esse pacote de cuidados deve ser realizado previamente à indução anestésica do paciente, sendo frequente a necessidade de acesso venoso central prévio e pressão arterial invasiva (PAi) para monitorização mais acurada, além de disponibilizar variáveis dinâmicas de responsividade ao volume após a instalação da ventilação mecânica (VPP e VVS).

Durante a indução anestésica, devemos seguir os seguintes princípios:

- A queda da compensação clínica e hemodinâmica do paciente.
- Monitorização completa e PAi para melhor controle macro-hemodinâmico.
- Pré-oxigenação efetiva (ETO_2 > 90%) com utilização de protocolos com oxigenação em alto fluxo (THRIVE).
- Indução em sequência rápida com bloqueadores neuromusculares de rápida ação como succinilcolina (1 mg/kg) e rocurônio (1,2 mg/kg). Considerar pacientes sépticos de estômago cheio, mesmo com tempo de jejum adequado. Deve-se evitar a succinilcolina nos pacientes com insuficiência renal associada à hipercalemia (K > 7 mEq/L).
- Utilizar hipnóticos com reduzida depressão miocárdica e hemodinâmica como etomidato (0,3 mg/kg) e quetamina (1,5 mg/kg), e doses adequadas de opioides, como o fentanil (2-3 mcg/kg), para analgesia efetiva.

No intraoperatório, devemos manter monitorização hemodinâmica acurada. Indicado conforme cada caso, monitores para avaliação do débito cardíaco ou até mesmo de água pulmonar extravascular. Além de manter frequente avaliação micro-hemodinâmica com coletas seriadas de gasometria arterial e venosa (pareadas) ou utilização de saturação venosa de oxigênio contínua.

- Manter administração de cristaloide guiada por parâmetros dinâmicos de responsividade a volume, sugerindo o uso de albumina em pacientes que já receberam grandes quantidades de cristaloides e contra o uso de coloides de amido e gelatinas.
- Utilização precoce de vasopressores, sendo recomendado o uso de noradrenalina como droga de primeira linha, sugerindo a adição de vasopressina nos casos de doses elevadas de noradrenalina (> 0,3 mcg/kg/min) seguidas da adrenalina. Início de corticoterapia IV.

- Instituir parâmetros ventilatórios de ventilação protetora (VC 6 mL/kg, Pplatô < 30 cmH_2O) e, em casos de SDRA, o uso de PEEP mais elevado, bloqueador neuromuscular intermitente e uso da posição prona. Instalação de ECMO venovenosa na SDRA grave e falha na manutenção da ventilação mecânica.

Para paciente com quadro de sepse, ou seja, com pielonefrite associada a alguma disfunção orgânica (insuficiência renal, rebaixamento de nível de consciência, depressão miocárdica ou choque hemodinâmico), há necessidade de recuperação do procedimento em ambiente de terapia intensiva, sugerindo que essa admissão ocorra em até 6 horas da admissão.

HEMATÚRIA E SANGRAMENTO

Os quadros de hematúrias macroscópicas em urologia são frequentes e podem advir de sangramentos de qualquer região do aparelho urológico, porém, as lesões expansivas de bexiga são as mais frequentes e indicam procedimento de urgência para controle de sangramento ou em decorrência de obstrução por formação de coágulos.

Esses pacientes, além das implicações de um procedimento de urgência e sem preparo prévio, podem apresentar graus diversos de choque hipovolêmico, acometendo, comumente, uma população idosa e com uso frequente de antiagregantes plaquetários e anticoagulantes orais.

Não temos uma classificação específica para o choque hemorrágico nessas situações, então, podemos utilizar classificações de outra situação de sangramento agudo, como no traumatismo.

	CLASSE I	CLASSSE II	CLASSE III	CLASSE IV
Perda sanguínea	< 15%	15-30%	31-40%	> 40%
Frequência cardíaca	⇔	⇔/⇑	⇑	⇑/⇑⇑
Pressão arterial	⇔	⇔	⇔/⇓	⇓
Pressão pulso	⇔	⇓	⇓	⇓
Frequência respiratória	⇔	⇔	⇔/⇑	⇑
Débito urinário	⇔	⇔	⇓	⇓⇓
Escala coma Glasgow	⇔	⇔	⇓	⇓

	CLASSE I	CLASSSE II	CLASSE III	CLASSE IV
Base excesso (BE)	0-2mEq/L	−2-6mEq/L	−6-10mEq/L	< −10mEq/L
Hemocomponentes	Monitorar	Possível	CH	PTM

CH: concentrado de hemácias, PTM: protocolo de transfusão maciça.

Deve-se observar que nos choques hemorrágicos associados a alterações macro-hemodinâmicas significativas, com rebaixamento de nível de consciência e com acidose importante (choque graus III e IV), provavelmente já será necessária a transfusão de hemocomponentes, lembrando que o Hb/Ht seriado, apesar de ser um parâmetro evolutivo importante no sangramento, pode ser lento e impreciso no sangramento agudo.

Então, como sugestão de condução dos pacientes com hematúria associada a choque hipovolêmico, temos:

- Avaliar e classificar o choque hemorrágico previamente a indução anestésico.
- Solicitar exames laboratoriais iniciais: gasometria arterial e venosa, Hb/Ht, plaquetas, TP, TTPA, fibrinogênio, Na, K, Cai, creatinina e uréia
- Iniciar administração rápida de cristaloide balanceado para adequada reposição volêmica. Indicar transfusão de hemocomponentes conforme classificação do choque e exames laboratoriais.
- Realizar a reversão de anticoagulantes orais e tratamento de coagulopatia associado a sangramento de grandes volumes.
- Monitorização e indução anestésica muito semelhantes na situação de choque séptico. Incluindo a possibilidade de manutenção de hipotensão permissiva (PAM ≈ 55 mmHg) até o controle do sangramento por períodos de até 1 hora e na ausência de doenças cerebrovasculares e rebaixamento de nível de consciência.

TRAUMA UROLÓGICO

Os traumatismos urológicos podem ser de natureza contusa, comuns nos acidentes automobilísticos, de trabalho, quedas de altura e nas agressões; e de natureza penetrante, que são relacionados à violência urbana com lesões por arma branca e arma de fogo.

As lesões contusas, frequentemente, envolvem os rins, o órgão sólido do aparelho urinário, sendo o trauma renal classificado da seguinte maneira:

GRAU DA LESÃO	NATUREZA	ACHADO
I	Contusão	Hematúria, exames normais
	Hematoma	Subcapsular, não expansivo
II	Hematoma	Perirrenal, não expansivo
	Laceração	Laceração < 1 cm, sem extravasamento de urina
III	Laceração	Laceração > 1 cm, sem extravasamento de urina
IV	Laceração	Laceração do parênquima, estendendo-se até o sistema coletor, com extravasamento de urina
	Vascular	Lesão arterial ou venosa com hemorragia contida
V	Laceração	Rim completamente fragmentado
	Vascular	Avulsão do hilo renal com desvascularização

Essa lesão renal, frequentemente, promove a formação de um hematoma de retroperitôneo, que pode ser oculto e não tão facilmente perceptível ao exame físico e à procura de líquido livre na cavidade abdominal no FAST (*focused assessment with sonography in trauma*), sendo a tomografia computadorizada o exame de eleição para avaliação e classificação do trauma renal. Sua repetição muitas vezes é necessária para avaliar a expansão do hematoma e piora em sua vascularização.

Porém, o trauma renal é, frequentemente, de tratamento conservador, expectante, e tendo como indicação de cirurgia absoluta somente os casos de sangramento renal persistente, avulsão do hilo renal, nos hematomas retroperitoneais em expansão, nos pacientes em instabilidade hemodinâmica e quando outros órgãos ou vasos estão envolvidos nas lesões.

A condução anestésica desses casos é muito semelhante aos quadros de choque hemorrágico graus III e IV anteriormente discutidos, devendo ser aplicado conhecimento de anestesia em trauma, como reavaliações sistemáticas do ATLS em busca de lesões associadas ou em progressão.

Já os traumatismos penetrantes são mais frequentes de indicação cirúrgica, pois envolvem diversos graus de lesões vasculares e lesões de outros órgão e vísceras. É interessante o uso da estratégia de hipotensão permissiva até o controle do sangramento, exceto se o traumatismo apresentar envolvimento neurológico.

Os traumatismos de bexiga e uretra são frequentemente relacionados com traumatismo de pelve e são secundariamente tratados após estabilização da pelve pelas equipes de ortopedia. Envolvem rafia da bexiga e uretra e sondagem vesical guiada.

Outro aspecto importante no trauma, relacionado com lesão renal, são as grandes lesões de extremidades com rabdomiólise, devendo a anestesista se atentar à proteção renal, evitando o uso de substâncias nefrotóxicas como anti-inflamatórios não esteroidais e antibióticos nefrotóxicos, além de realizar uma reposição volêmica adequada com o objetivo de uma diurese de, no mínimo, 0,5 mL/kg/h. A alcalinização da urina é uma medida controversa, podendo ser utilizada na proteção renal.

ANESTESIA NA TORÇÃO TESTICULAR E PRIAPISMO

A correção da torção testicular é um procedimento cirúrgico de urgência pelo risco de infertilidade e por dor aguda. Acomete, geralmente, adolescentes e adultos jovens, portanto, paciente em situação de urgência, mas com poucas comorbidades. Logo, a anestesia de eleição para esses procedimentos é a de neuroeixo, como a raquianestesia com ou sem sedação, dependendo do *status* do jejum do paciente.

No priapismo, frequentemente, esses casos são de resolução ambulatorial, poucas vezes necessitando de abordagem cirúrgica de urgência para drenagem do corpo cavernoso. Também é utilizada anestesia no neuroeixo, tomando os cuidados com anestesia no paciente com anemia falciforme, já que essa patologia frequentemente está relacionada. Com hidratação parenteral adequada, evitar hipóxia com oxigenação adequada e evitar hipotermia.

BIBLIOGRAFIA

Committee on Trauma. 2018. Advanced Trauma Life Support® Student Course Manual. American College of Surgeons.

Evans L, Rodhes A, Alhazzani W, Antonelli M, Coopersmith CM, French C et al. Surviving sepsis campaign: international guidelines for management of sepsis and septic shock: 2021. Int Care Medic 2021; 47(11):e1063-e1134.

Partin WA, Peters CA, Kavoussi LR, Dmochowski RR, Wein AL. Campball Walsh-Wein Urology. 12th e). Elsevier: Philadelphia; 2021.

CAPÍTULO 16

Anestesia para Cirurgias Endourológicas

Silvia Minhye Kim

CIRURGIAS

As cirurgias endourológicas envolvem técnicas minimamente invasivas com acesso através de sondas endoscópicas rígidas ou flexíveis, com possibilidade de visão direta, para diagnóstico e procedimentos, com cateterização, biópsias, ressecção ou litotripsia.

Consistem em:

- Uretroscopias e cistoscopias.
- Ressecções transuretrais de bexiga e próstata.
- Biópsias de bexiga e próstata.
- Ureteroscopias.
- Nefroscopia.
- Ureterolitotripsia.
- Nefrolitotomia percutânea.

INERVAÇÃO

Trato urinário inferior

A bexiga e a próstata recebem inervação de T10 a L2. A inervação simpática, por meio do ramo hipogástrico (T10-L2), leva ao relaxamento do corpo da bexiga e ao estímulo da base da bexiga e uretra. Já a inervação parassimpática, através do ramo pudendo (S2-S4), estimula a bexiga e relaxa a uretra. As aferências provenientes de ramos pélvico, hipogástrico e pudendo monitoram o volume da bexiga e amplitude das contrações vesicais.[1]

Trato urinário superior

Os rins recebem inervação sensitiva de T12-L2. As fibras adrenérgicas entram junto às artérias renais e são vasoconstritoras. Os ureteres são inervados por fibras do plexo hipogástrico (T11-T12) e dos nervos ilio-hipogástrico, ilioinguinal e genitofemoral. A dor referida do ureter pode-se localizar na região inguinal e escrotal. A dor visceral do trato urinário superior não se relaciona somente com lesões, mas com estímulos de distensão, isquemia e inflamação, ou com a combinação deles. Ela se acompanha de reflexos motores e autonômicos, uma vez que aferentes viscerais acompanham o sistema nervoso autônomo.[2]

ANTIBIOTICOPROFILAXIA

A profilaxia antimicrobiana para redução da infecção de sítio cirúrgico deve ser considerada para todos os procedimentos urológicos em que haja previsão de quebra de barreira do tecido normal e cistouretroscopias com instrumentação e colocação de *stents*. Os procedimentos podem ser classificados em risco infeccioso baixo, intermediário e alto. Dose única é apropriada à maioria dos casos não complicados, incluindo tratamentos de hiperplasia prostática benigna, ressecções transuretrais de tumores e intervenções para tratamento de urolitíase por ureteroscopia ou nefroscopia percutânea.[3]

O antibiótico parenteral deve ser administrado dentro de 1 hora da incisão para estabelecer concentração tissular adequada no momento da incisão. Se usados vancomicina e fluoroquinolonas, a administração deve ser dentro de 2 horas. O antibiótico deve ser descontinuado em 24 horas, exceto em infecções confirmadas do trato urinário.[4]

Pacientes com bacteriúria devem ser tratados com antibióticos apropriados a fim de evitar complicações infecciosas e possível desenvolvimento de urossepse, principalmente associada à obstrução do trato urinário e manipulação endourológica. Recomenda-se urocultura antes da intervenção e tratamento direcionado ao antibiograma. Considerar, também, que cultura de cálculos geralmente são discordantes da cultura de urina.

A administração de antibioticoprofilaxia é justificada em procedimentos de baixo risco infeccioso e cultura negativa quando o paciente possui fatores de risco como idade avançada, alterações anatômicas do trato urinário, deficiência nutricional, tabagismo, uso crônico de corticosteroides, imunodeficiência, cateteres externalizados, material com colonização endógena ou exógena, infecção remota coexistente e hospitalização prolongada.[4]

A cobertura antimicrobiana de patógenos gram-negativos e enterococos é recomendada tanto para procedimentos transuretrais quanto para procedimentos endourológicos mais altos. As atuais recomendações incluem cefalosporinas de primeira e segunda geração ou sulfametoxazol + trimetoprima em dose única. A incidência de graves efeitos adversos e aumento de resistência bacteriana têm desencorajado o uso de fluoroquinolonas.[5]

ANESTESIA

Procedimentos na uretra, como **uretrotomias**, podem ser realizados sob anestesia local com lidocaína em gel, principalmente em mulheres que têm uretras mais curtas e em estreitamentos uretrais inferiores a 2 cm.[6] Para procedimentos com maior instrumentação e ressecções pode ser necessária anestesia regional ou geral.[7]

A escolha da técnica anestésica para **cistoscopias** deve levar em consideração alguns fatores, como objetivo do exame, se diagnóstico ou terapêutico, e tipo de cistoscópio, rígido ou flexível, principalmente em pacientes do sexo masculino. Também deve ser considerado o tempo do procedimento e a necessidade de intervenção.[8]

Na ressecção endoscópica com eletrocautério, é importante o relaxamento da bexiga e da parede abdominal. Deve ser levada em consideração a posição de tumores que serão abordados, pois o nervo obturatório passa próximo à parede inferolateral da bexiga, ao colo vesical e lateralmente à uretra prostática. O nervo pode ser estimulado pelo estímulo do ressectoscópio elétrico monopolar, elicitando contração violenta dos músculos adutores e risco de perfuração vesical. Esse estímulo pode ser inibido por curarização em anestesia geral ou associação de bloqueio periférico do nervo obturatório.[9]

O tecido prostático não contém muitas fibras sensitivas, mas a cápsula prostática é abundantemente inervada por fibras do plexo pélvico (T10-L2). A distensão é dolorosa e acompanhada de urgência miccional. Na **ressecção transuretral da próstata** é dada preferência à anestesia do neuroeixo, com bloqueio espinhal limitado à altura de T10, para avaliação de consciência e reconhecimento precoce de sintomas de hiponatremia dilucional, principalmente se houver rotura da cápsula prostática e exposição dos seios venosos.[10] O nível T10 é desejável também, pois permite bloquear a sensação de distensão vesical pelas soluções de irrigação.

O paciente com hiperplasia prostática benigna pode estar em uso de alfabloqueadores, inibidores de 5-alfa-redutase e/ou anticolinérgicos, que podem se relacionar à maior incidência de hipotensão à indução da anestesia, mas não precisam ser contraindicados no período pré-operatório. Além disso, o tratamento pré-operatório com antiandrogênios e inibidores de 5-alfa-redutase por via oral parece estar associado a menor sangramento intraoperatório, por reduzir o volume prostático antes da cirurgia.

Os pacientes com cálculos ureterais com mais de 10 mm, geralmente, têm indicação de remoção cirúrgica. Para remoção por **ureteroscopia**, o procedimento pode ser realizado com sedação venosa ou anestesia local, principalmente para cálculos em ureter distal. Já para alguns casos de cálculos volumosos (com diâmetros com mais de 20 mm), complexos e coraliformes, pode estar indicado acesso por nefroscopia percutânea.

A escolha da anestesia para **nefrolitotomia percutânea** deve levar em consideração o posicionamento do paciente, que em muitos casos é o decúbito ventral, e buscar segurança e conforto. Deve ser observado o risco de procedimentos tecnicamente mais difíceis e com expectativa de sangramento aumentada.[11] A dor durante a nefrolitotripsia percutânea se deve mais à dilatação do parênquima e da cápsula renal do que à manipulação intrarrenal do cálculo.[12]

Pacientes com nefrolitíase apresentam dor intensa e recorrente e, muitas vezes, têm prescrições com opioides no período pré e pós-operatório. Com o desenvolvimento e a miniaturização dos instrumentais para nefrolitotomia percutânea, é possível adotar anestesia locorregional e diminuir o consumo de opioides.[13]

POSICIONAMENTO

O posicionamento do paciente na mesa cirúrgica varia com o acesso desejado às vias urinárias.

Na posição de litotomia os membros inferiores são abduzidos em 30 a 45 graus e os quadris fletidos até um ângulo entre 80 e 100 graus. As complicações perioperatórias aumentam com angulações mais pronunciadas dos quadris e extremidades inferiores. As lesões neurológicas são as mais frequentes complicações, mas também são descritas síndrome compartimental de membros inferiores, trombose venosa e rabdomiólise. As neuropatias mais comuns são de nervos fibular comum, ciático e femoral. Os principais fatores de risco para lesões neurológicas associadas à posição de litotomia se relacionam com características próprias do paciente (IMC baixo, neuropatias prévias, tabagismo, diabetes etc.), mas, principalmente, em razão do posicionamento inadequado e prolongado (> 2 horas),[14] com flexão exagerada de quadris e joelhos, causando estiramento e compressões nervosas. O nervo femoral pode sofrer isquemia por compressão abaixo do ligamento inguinal, o nervo ciático pode sofrer lesões no forame isquiático e em vários pontos ao longo de seu trajeto na coxa. O nervo fibular comum contorna a cabeça da fíbula superficialmente antes de se dividir em ramos superficial e profundo, e pode ser comprimido e lesado por apoio direto em superfícies rígidas.[15]

O acesso à pelve renal na nefrolitotomia percutânea depende do adequado posicionamento na mesa operatória. Tradicionalmente, é adotada posição prona, que permite punção em área com menor risco de sangramento do parênquima renal, perfuração peritoneal ou lesão de vísceras, em especial o cólon. Nessa posição, há um acentuamento da lordose lombar, diminuindo o espaço entre a 12ª costela e a crista ilíaca, que pode ser corrigida com flexão da mesa.[16]

Em alguns casos em que o decúbito ventral é contraindicado, a nefrolitotomia pode ser realizada em posição supina com coxim no flanco, a perna ipsolateral estendida e a contralateral fletida. O rim pode-se tornar mais medial e afastado do local de punção.

O posicionamento em decúbito lateral com flexão, semelhante ao posicionamento para lombotomia cirúrgica, pode ser opção para pacientes com obesidade mórbida.[11]

SOLUÇÕES DE IRRIGAÇÃO

O líquido de irrigação ideal deve ser isotônico, não hemolítico, eletricamente inerte, não tóxico, transparente, estéril e de baixo custo. A água estéril, se usada para irrigação nas ressecções com eletrocautério, pode causar hemólise intravascular quando absorvida. Soluções sem eletrólitos contendo glicina, manitol ou sorbitol foram introduzidas para prevenir hemólise, sem dispersar a corrente elétrica utilizada no ressectoscópio.

A glicina é um aminoácido não essencial com concentração plasmática de 0,3 $mmol/L^{-1}$ em humanos e é metabolizada no fígado em amônia. A glicina também é um neurotransmissor inibitório na retina, por isso, a absorção de grandes quantidades leva ao retardo da transmissão de impulsos da retina para o córtex cerebral. O prolongamento do potencial evocado visual e deterioração da visão ocorrem mesmo após a absorção de pequenas quantidades de solução irrigação de glicina 1,5%, que são revertidos com o decaimento da concentração sérica. O aumento de amônia no plasma pelo metabolismo da glicina em concentrações maiores que 100 $mmol/L^{-1}$ (normal 10-35) se associa a sinais e sintomas neurológicos. O paciente pode-se tornar comatoso após a absorção de glicina, mesmo sem a presença de edema cerebral, mas com sinais de encefalopatia metabólica com ou sem aumento significativo de amônia sérica.[17]

O manitol é um isômero da glucose usado como solução a 3% ou 5%. O manitol não é metabolizado e é excretado sem alteração na urina, promovendo diurese osmótica. Esse efeito faz com que seja inapropriado combinar irrigação com manitol 5% e administração de diurético no pós-operatório. O manitol não é diurético em solução de irrigação com concentração de 0,5%-1% e combinado a sorbitol 2%-3%.

O sorbitol é metabolizado no fígado em frutose, glicose e lactato, tem meia-vida de cerca de 35 minutos e é utilizado em solução contendo pequena quantidade de manitol.

A síndrome pós-ressecção transuretral pode ser prevenida pela redução da pressão do líquido de irrigação, mantendo-a inferior a 60 cmH_2O. Ressecção endoscópica ou vaporização usando instrumentos bipolares podem ser realizadas com solução salina como líquido para irrigação, evitando, assim, o risco dessa complicação.[18]

COMPLICAÇÕES[7,9-11,19]

De uretrotomia

- Lesão de esfíncter.
- Sangramento.
- Edema peniano e escrotal.
- Falso trajeto e perfuração.

De ressecção transuretral de bexiga

- Estímulo do nervo obturatório.
- Sangramento.
- Perfuração vesical.
- Absorção do líquido de irrigação.
- Infecção.

De ressecção transuretral de próstata

- Sangramento.
- Perfuração vesical.
- Extravasamento.
- Absorção do líquido de irrigação.

De ureterolitotripsia

- Perfuração, falso trajeto e avulsão.
- Intussuscepção.
- Bacteriemia e sepse.
- Sangramento.
- Extravasamento.
- Abrasão da mucosa.
- Lesão térmica.

De nefrolitotomia percutânea

- Extravasamento de líquido retroperitoneal decorrente de perfuração da pelve renal ou ureter.
- Sangramento do parênquima renal ou de vasos adjacentes.

- Absorção do líquido de irrigação por meio do espaço retroperitoneal.
- Hipotermia.
- Sepse.
- Dor.
- Pneumotórax.
- Perfuração de órgãos vizinhos.

REFERÊNCIAS

1. Yoshimura N, de Groat WC. Neural control of the lower urinary tract. Int J Urol 1997;4:111-25. https://doi.org/10.1111/j.1442-2042.1997.tb00156.x.
2. Pedersen KV, Drewes AM, Frimodt-Møller PC, Osther PJS. Visceral pain originating from the upper urinary tract. Urol Res 2010;38:345-55.
3. Wolf JS, Bennett CJ, Dmochowski RR, Hollenbeck BK, Pearle MS, Schaeffer AJ. Best Practice Policy Statement on Urologic Surgery Antimicrobial Prophylaxis. J Urol 2008;179:1379-90.
4. Lightner DJ, Wymer K, Sanchez J, Kavoussi L. Best Practice Statement on Urologic Procedures and Antimicrobial Prophylaxis. J Urol 2020;203:351-6. https://doi.org/10.1097/JU.0000000000000509.
5. Lightner DJ, Wymer K, Sanchez J, Kavoussi L. Urologic Procedures and Antimicrobial Prophylaxis (2019) [Internet]. 2019. Available from https://www.auanet.org/guidelines/urologic-procedures-and-antimicrobial-prophylaxis-(2019) [accessed in August 2020].
6. Altinova S, Turkan S. Optical urethrotomy using topical anesthesia. Int Urol Nephrol 2007;39:511-2. https://doi.org/10.1007/s11255-006-9046-0.
7. Geavlete P, Mulţescu R, Drăguţescu M, Georgescu D, Geavlete B, Geavlete PA. Chapter 2 – Optical Internal Urethrotomy in Males. In: Editors. Endoscopic diagnosis and treatment in urethral pathology. San Diego: Academic Press; 2016. p. 11-63.
8. Georgescu D, Alexandrescu E, Mulţescu R, Geavlete B, Geavlete PA. Chapter 1 – Cystoscopy and Urinary Bladder Anatomy. In: Editors. Endoscopic diagnosis and treatment in urinary bladder pathology. San Diego: Academic Press; 2016. p. 1-24.
9. Geavlete PA, Georgescu D, Mulţescu R, Drăguţescu M, Jecu M, Geavlete B et al. Chapter 4 – Endoscopic Treatment of Bladder Tumors. In: Editors. Endoscopic diagnosis and treatment in urinary bladder pathology. San Diego: Academic Press; 2016. p. 83-203.
10. Geavlete P, Niţă G, Geavlete B, Geavlete PA. Chapter 2 – Endoscopic Electroresection of Benign Prostatic Adenoma (TURP). In: Editors. Endoscopic diagnosis and treatment in prostate pathology. San Diego: Academic Press; 2016. p. 9-66.

11. Geavlete PA, Georgescu D, Mulţescu R, Alexandrescu E, Drăguţescu M, Stănescu F et al. Chapter 3 – Percutaneous Approach in Renal Lithiasis. In: Editors. Percutaneous surgery of the upper urinary tract. San Diego: Academic Press; 2016. p. 25-103.
12. Dalela D, Goel A, Singh P, Shankhwar SN. Renal capsular block: a novel method for performing percutaneous nephrolithotomy under local anesthesia. J Endourol 2004;18:544-6. https://doi.org/10.1089/end.2004.18.544.
13. Serna J, Talwar R, Lee DJ. Reducing opioid use after endourologic procedures. Curr Urol Rep 2020;21:20. https://doi.org/10.1007/s11934-020-00975-2.
14. Warner MA, Warner DO, Harper CM, Schroeder DR, Maxson PM. Lower extremity neuropathies associated with lithotomy positions. Anesthesiol 2000;93(4):938-42. https://doi.org/10.1097/00000542-200010000-00010.
15. Tollefson MK, Boorjian SA, Leibovich BC, Taneja SS. Chapter 20 – Complications of the incision and patient positioning. In: Editors. Complications of urologic surgery, 4th ed. Philadelphia: W.B. Saunders; 2010. p. 225-36.
16. Ray AA, Chung D, Honey RJD. Percutaneous nephrolithotomy in the prone and prone-flexed positions: anatomic considerations. J Endourol 2009;23:1607-14. https://doi.org/10.1089/end.2009.0294.
17. Aronson JK. Glycine. In: Editors. Meyler's Side Effects of Drugs, 16th ed. Oxford: Elsevier; 2016. p. 564-6.
18. Cornu J, Ahyai S, Bachmann A, de la Rosette J, Gilling P, Gratzke C et al. A systematic review and meta-analysis of functional outcomes and complications following transurethral procedures for lower urinary tract symptoms resulting from benign prostatic obstruction: an update. Eur Urol 2015;67:1066-96. https://doi.org/10.1016/j.eururo.2014.06.017.
19. Cornu JN, Herrmann T, Traxer O, Matlaga B. Prevention and management following complications from endourology procedures. Eur Urol Foc 2016;2:49-59. http://www.sciencedirect.com/science/article/pii/S2405456916300165.

CAPÍTULO 17

Anestesia em Obstetrícia

Fernando Nani

A gestação impõe uma série de alterações fisiológicas e anatômicas, na paciente que culminam em adaptações no manejo anestésico para maior segurança materno-fetal. Como guia para orientação do cuidado das pacientes, nas quais procedimentos urológicos foram indicados, devemos nos preocupar com a diminuição dos riscos cirúrgicos, cuidados com a monitorização e teratogenicidade fetal e inibição do abortamento ou trabalho de parto prematuro.

Ponto importante a ser considerado na indicação cirúrgica é o risco de abortamento e parto prematuro. O risco geral de abortamento é de cerca de 5,8%, apresentando-se extremamente alto no 1º trimestre em cerca de 10,5%. Quanto ao risco de indução de trabalho de parto, esse chega a 3,5% induzido pelo contexto cirúrgico. A taxa de prematuridade nesse cenário chega a 8,2%.[1] Procedimentos cirúrgicos específicos, principalmente relacionados com processos inflamatórios peritoneais intensos (apendicectomia e colecistectomia, entre outros), parecem aumentar o risco de perda gestacional ou trabalho de parto; contudo, o acesso cirúrgico não parece ter interferência[1]. Logo, apesar de os riscos dos procedimentos urológicos mais frequentes na gestação serem teoricamente menores, devemos salientar que nos processos mais complexos, como nos cálculos infectados ou condições em que a paciente se apresente com níveis intensos de dor por períodos prolongados, esses fatores podem ser desencadeantes para perda fetal ou trabalho de parto prematuro. De modo simplista, os procedimentos que não possam ser realizados fora do período gestacional e puerpério, devem, preferencialmente, ser realizados no 2º trimestre gestacional pelo menor risco de aborto e parto prematuro; contudo, não se deve postergar uma cirurgia em caráter de urgência pela idade gestacional apenas.

JEJUM PRÉ-OPERATÓRIO

Recomenda-se seguir o mesmo tempo de jejum, para as pacientes gestantes, que se aplica aos pacientes não gestantes. Para pacientes sem riscos adicionais, jejum de 6 a 8 horas para alimentos sólidos, a depender do conteúdo gorduroso da alimentação e jejum de 2 a 4 horas para líquidos claros. Avaliar também a indicação de pró-cinéticos, antiácidos não particulados e inibidores de bomba protônica com o objetivo de diminuir o volume residual e a acidez gástrica.[2]

ALTERAÇÃO FISIOLÓGICA DO SISTEMA RENAL NA GESTAÇÃO

O sistema urinário sofre alterações secundárias à gestação, o que dificulta o diagnóstico de litíase.

Hidronefrose

- Ocorre em 90% das gestações.
- Observada desde a 6ª semana da gestação até a 6ª semana após o parto.
- Mais frequente no ureter direito, pois o esquerdo é protegido pelo cólon sigmoide.
- Provocada pela ação da progesterona associada à compressão do ureter pelo útero gravídico.

Aumento do fluxo sanguíneo renal

- Aumento de 30% a 50% na taxa de filtração glomerular, que aumenta a filtração glomerular de sódio, cálcio e ácido úrico. A estase desse líquido no túbulo renal, provocada pela hidronefrose, favorece a formação de cálculos.

- Há aumento da excreção de citrato, magnésio e glicoproteínas, que contrapõem à formação de cálculos. Portanto, a grávida não apresenta maior risco de litíase que a mulher não gestante.[3]

USO DE MÉTODOS DIAGNÓSTICOS EM DOENÇAS UROLÓGICAS NA GESTAÇÃO

Para o diagnóstico das doenças urológicas e, inclusive, para o auxílio no tratamento cirúrgico, muitas vezes, é necessário o uso de métodos que utilizem radiação ionizante (radiografia e tomografia computadorizada). Esses métodos apresentam potencial de teratogênese e óbito fetal, que estão relacionados com menor idade gestacional, com maior grau de exposição e com local de exposição. Preferencialmente, e sempre que possível, deve-se indicar o uso de outros métodos diagnósticos ou de auxílio, com ressonância magnética (RM) ou ultrassonografia.

O *American College of Obstetricians and Gynaecologists* limita a exposição fetal a 50 mGy, como limite máximo para diminuir riscos teratogênicos.[4] Exposições acima de 100 mGy, principalmente no primeiro trimestre, estariam relacionadas com o óbito fetal. O emprego de métodos diagnósticos que utilizam radiação, como urograma intravenoso (padrão-ouro) e tomografia computadorizada, é evitado nas gestantes em razão do risco de teratogênese, principalmente no primeiro trimestre, e malignidade fetal. Logo, a equipe deve estar ciente dos riscos envolvidos no acúmulo dessa radiação, desde a investigação até o tratamento. As Tabelas 17.1 e 17.2 foram colocadas como auxiliares para esse racional.

A ultrassonografia abdominal é empregada com frequência no diagnóstico de nefrolitíase na gestação. Entretanto, a visualização do cálculo ureteral no abdome é difícil. A avaliação da resistência vascular renal e a visualização de jatos ureterais auxiliam no diagnóstico de nefrolitíase, além de não serem influenciados pela hidronefrose gravídica. A ultrassonografia transvaginal sempre deve ser solicitada para avaliação do ureter distal.

O emprego da RM pode ser uma opção diagnóstica quando o cálculo não é visualizado na ultrassonografia. A vantagem da RM é não utilizar radiação e sua desvantagem, além do alto custo, é a dificuldade de visualização do cálculo.[7]

Tabela 17.1. Efeito da exposição à radiação na gestação[5]

RADIAÇÃO (CGY)	IDADE GESTACIONAL (SEMANAS)	EFEITOS NO FETO
< 5	Todas	Sem efeito
10	< 8	Aborto
5-50	8-15	Restrição do crescimento intrauterino Retardo mental
5-50	16-Parto	Maior risco de câncer infantil (0,3%-6%)
> 50	16-Parto	Câncer na infância (> 6%)
> 50	> 25	Óbito fetal

Tabela 17.2. Exposição fetal à radiação nos exames de imagem[6]

EXAME DIAGNÓSTICO	RADIAÇÃO MÉDIA (MGY)	RADIAÇÃO MÁXIMA (MGY)
Radiografia convencional		
Abdome	1,4	4,2
Tórax	< 0,01	< 0,01
Urograma	1,7	10
Coluna lombar	1,7	10
Tomografia computadorizada		
Cérebro	0,06	0,96
Abdome	8	49
Tórax	< 0,005	< 0,005
Coluna lombar	2,4	8,6
Pelve	25	79

MONITORIZAÇÃO FETAL INTRAOPERATÓRIA E ANESTESIA

As técnicas para monitorização fetal intraoperatória dependem, basicamente, da idade gestacional e do acesso cirúrgico. Na maioria das vezes, a utilização da cardiotocografia intraoperatória contínua torna-se inadequada pela dificuldade de acesso; pois os procedimentos urológicos são essencialmente abdominais.

Após 18 a 20 semanas de idade gestacional (IG), em geral, consegue-se monitorar o feto. Com 25 a 27 semanas de IG, consegue-se avaliar a variabilidade cardíaca fetal.

O ACOG e a *American Society of Anesthesiologists* (ASA) definem que se monitorize minimamente o feto nos períodos pré e pós-operatório, para fetos viáveis, quanto aos batimentos cardíacos fetais (BCF) e ausência de contrações. Logo, quando todos os itens a seguir estão presentes ou são possíveis, a monitorização da frequência cardíaca fetal deve ser obrigatória.[4] Os pontos são:

- Feto viável.
- Seja fisicamente possível realizar a monitorização dos BCF.
- Presença de obstetra que tenha capacidade de avaliar e deseje intervir, caso seja necessário, em contextos indicados.
- Termo de consentimento quanto à realização de cesariana em caso de sofrimento ao feto.
- Planejamento cirúrgico que inclua e permita interrupção segura da gestação ou cesariana de emergência, se indicado.

Em caso de sofrimento fetal agudo, deve-se iniciar a ressuscitação fetal intrauterina, que se fundamenta em:

- Otimizar o deslocamento uterino a fim de diminuir os impactos da compressão aortocava.
- Otimizar a oferta de oxigênio materna.
- Corrigir hipotensão, hipovolemia, checar *status* ácido-básico e hemoglobina.
- Otimizar o controle do CO_2 expirado (alvo 28 a 32 mmHg).
- Avaliar e encerrar temporariamente os estímulos cirúrgicos, bem como pneumoperitôneo, além de otimizar o plano anestésico.
- Otimizar relaxamento uterino, seja com agentes inalatórios ou nitroglicerina em *bolus* de 200 mcg ou infusão contínua em baixas doses com ajustes progressivos.

Nenhuma técnica anestésica provou-se superior para procedimentos urológicos em gestantes. Independentemente da técnica, a estabilidade hemodinâmica é fundamental para o manejo, a despeito dos fármacos utilizados. Há pouca evidência de que a anestesia geral possa resultar em baixo peso ao nascimento, contudo, sem maiores efeitos de prematuridade em relação à anestesia regional. Como há muitas dúvidas em relação à anestesia nesse contexto, elencaremos alguns pontos sugeridos para o manejo da gestante em caso de cirurgia:

- Prefira sempre a anestesia regional com o intuito de diminuir a exposição fetal aos anestésicos, quando possível.
- Previna a compressão aortocava.
- Na escolha de anestesia geral, atentar para a maior dificuldade do manejo da via aérea e possibilidade de estômago cheio; tenha em mãos tubos orotraqueais com calibres entre 7,0 e 6,0 e dispositivos supraglóticos que permitam a drenagem gástrica.
- Utilize a monitorização materna usual, com especial importância ao controle de temperatura e monitorização da consciência em caso de anestesia geral por serem pacientes com maior risco para despertar intraoperatório.
- Utilize os fármacos em que o anestesiologista tenha a maior *expertise*, contudo, há de se considerar que na prática atual exista muita discussão quanto a possíveis efeitos fetais indesejados em relação ao uso de alguns fármacos.

MANEJO DA NEFROLITÍASE NA GESTAÇÃO

O risco geral de incidência de cálculo renal na gestação é de 1 para cada 1.500 gestações, que é a mesma incidência de mulheres não grávidas. Embora a nefrolitíase não seja comum na gestação, é causa frequente de dor abdominal e internação hospitalar, principalmente no segundo e terceiro trimestres. Na maioria das vezes, a pedra está alojada no ureter e não na pelve renal, secundária à hidronefrose gravídica.[7]

O manejo inicial deve ser clínico, pois mais de 80% das gestantes expelem o cálculo com a administração de analgésicos e hidratação venosa. As pacientes refratárias ao tratamento clínico podem ser submetidas à nefrostomia percutânea, *stent* ureteral ou ureteroscopia.[3]

A nefrostomia percutânea e o *stent* ureteral são procedimentos tradicionais que podem ser realizados sob anestesia local. As complicações, embora raras, incluem sangramento, dor, infecção, disúria, hematúria e aderência do *stent* à parede ureteral provocada pela hipercalciúria gravídica.

A ureteroscopia permite a visualização e a instrumentação direta do cálculo. Entretanto, utiliza radiação e requer anestesia geral. Há relatos de realização de ureteroscopia guiada por ultrassonografia sob anestesia subdural, uma vez que a hidronefrose gravídica favorece a navegação no ureter. A ureteroscopia apresenta risco de perfuração ureteral.[3]

O emprego da litotripsia é controverso durante a gestação. A sonda eletro-hidráulica deve ser evitada pelo risco de parto prematuro e a litotripsia com ultrassom pode prejudicar a audição fetal. O emprego do *laser* Holmium parece seguro para a mãe e o feto.

Outras opções terapêuticas são a nefrolitotomia percutânea, que deve ser evitada em gestantes em razão da elevada carga de radiação utilizada, e a extração do cálculo, que é uma opção invasiva, embora viável, em pacientes sintomáticas.

MANEJO PÓS-OPERATÓRIO

Durante o pós-operatório imediato, ainda na recuperação anestésica, deve-se monitorar os BCF e as contrações uterinas. Em alguns serviços indica-se a tocólise nas pacientes no 3º trimestre gestacional. Em geral, utiliza-se terbutalina em baixas doses por via subcutânea, pela facilidade de administração, contudo, podem-se utilizar outros tocolíticos, como sulfato de magnésio ou atosibana endovenoso.

O controle álgico durante todo o período pós-cirúrgico também deve ser criterioso e focado em evitar qualquer pico álgico em tais pacientes, pois pode ser um desencadeador de trabalho de parto, principalmente no 3º trimestre. Atenção especial deve ser dada para a não utilização de AINEs nos 1º e 3º trimestres gestacionais, pelo risco de efeitos teratogênicos e cardiovasculares fetais.[8]

Quando houver riscos tromboembólicos adicionais, como obesidade, imobilidade prolongada ou trombofilia, deve-se iniciar profilaxia trombótica mecânica e farmacológica.[9,10]

REFERÊNCIAS

1. Cohen-Kerem R, Railton C, Oren D, Lishner M, Koren G. Pregnancy outcomes following non-obstetric surgical intervention. Am J Surg 2005;190(3):467-73.
2. McAleer SJ, Loughlin KR. Nephrolithiasis and pregnancy. Curr Opin Urol 2004 Mar;14(2):123-7. doi: 10.1097/00042307-200403000-00013. PMID: 15075842.
3. Semins MJ, Matlaga BR. Kidney stones during pregnancy. Nat Rev Urol 2014 Mar;11(3):163-8. doi: 10.1038/nrurol.2014.17. Epub 2014 Feb 11. PMID: 24515090
4. American College of Obstetricians and Gynecologists and American Society of Anesthesiologists. ACOG Committee Opinion No. 696: Nonobstetric surgery during pregnancy (interim update). Obstet Gynecol 2017;129:777-8.
5. Rimawi BH, Green V, Lindsay M. Fetal implications of diagnostic radiation exposure during pregnancy: evidence-based recommendations. Clin Obstet Gynecol. 2016;59:412-8.
6. Valentin J. Pregnancy and medical radiation. ICRP Pblication 84. Ann ICRP. 2000;30:1-43.
7. Somani BK, Dellis A, Liatsikos E, Skolarikos A. Review on diagnosis and management of urolithiasis in pregnancy: an ESUT practical guide for urologists. World J Urol 2017 Nov;35(11):1637-49. doi: 10.1007/s00345-017-2037-1. Epub 2017 Apr 19. PMID: 28424869.
8. Vasco Ramirez M, Valencia G CM. Anesthesia for nonobstetric surgery in pregnancy. Clin Obstet Gynecol. 2020 Jun;63(2):351-63. doi: 10.1097/GRF.0000000000000532. PMID: 32205791.
9. D'Alton ME, Friedman AM, Smiley RM, Montgomery DM, Paidas MJ, D'Oria R et al. National partnership for maternal safety: consensus bundle on venous thromboembolism. Anesth Analg 2016;123:942-9.
10. Royal College of Obstetricians and Gynaecologists. Green-top Guideline No. 37a. Reducing the risk of venousthromboembolism during pregnancy and the puerperium. Available at https://www.rcog.org.uk/globalassets/documents/ guidelines/gtg-37a.pdf. Accessed June 28, 2018.

ÍNDICE REMISSIVO

O

P

R